ANALOGIES ET DIFFÉRENCES

ENTRE

LA FIÈVRE TYPHOÏDE DE L'HOMME

ET

LES AFFECTIONS TYPHOÏDES DES SOLIPÈDES

PAR

M. Alfred LABAT

DOCTEUR EN MÉDECINE, LICENCIÉ ÈS-SCIENCES NATURELLES,
PROFESSEUR DE PATHOLOGIE MÉDICALE ET DE CLINIQUE A L'ÉCOLE VÉTÉRINAIRE DE TOULOUSE,
MEMBRE DU CONSEIL CENTRAL D'HYGIÈNE ET DE SALUBRITÉ
DE LA HAUTE-GARONNE, ETC.

TOULOUSE

IMPRIMERIE DURAND, FILLOUS ET LAGARDE

44, RUE SAINT-ROME, 44

—

1883

ANALOGIES ET DIFFÉRENCES

ENTRE

LA FIÈVRE TYPHOÏDE DE L'HOMME

ET

LES AFFECTIONS TYPHOÏDES DES SOLIPÈDES

ANALOGIES ET DIFFÉRENCES

ENTRE

LA FIÈVRE TYPHOÏDE DE L'HOMME

ET

LES AFFECTIONS TYPHOÏDES DES SOLIPÈDES

PAR

M. Alfred LABAT

DOCTEUR EN MÉDECINE, LICENCIÉ ÈS-SCIENCES NATURELLES,
PROFESSEUR DE PATHOLOGIE MÉDICALE ET DE CLINIQUE A L'ÉCOLE VÉTÉRINAIRE DE TOULOUSE,
MEMBRE DU CONSEIL CENTRAL D'HYGIÈNE ET DE SALUBRITÉ
DE LA HAUTE-GARONNE, ETC.

TOULOUSE
IMPRIMERIE DURAND, FILLOUS ET LAGARDE
44, RUE SAINT-ROME, 44

1883

AVANT-PROPOS

Les affections typhoïdes des solipèdes ont été rapprochées de la fièvre typhoïde de l'homme. Frappés par des analogies nombreuses, quelques auteurs pensent que les deux maladies pourraient bien n'en faire qu'une seule. D'autres pensent, au contraire, que les ressemblances le cèdent trop aux différences pour qu'on puisse admettre cette doctrine.

Nous nous proposons de faire ressortir et de passer sérieusement en revue la nature, l'origine et les caractères propres des signes qui constituent les analogies d'une part et les différences de l'autre.

Nous exposerons d'abord succinctement les particularités importantes et essentielles de la maladie de l'homme et de la maladie du cheval. La description parallèle des deux affections rendra la comparaison plus facile ; analogies et différences viendront d'elles-mêmes se grouper et nous pourrons conclure en faveur de celles-ci ou de celles-là.

Tel est le plan que nous allons suivre.

PREMIÈRE PARTIE

De la fièvre typhoïde de l'Homme.

Quelques médecins ont pensé que le typhus exanthématique et la fièvre typhoïde pouvaient bien être deux formes de la même maladie. Malgré les points de ressemblance incontestable entre ces deux affections, tout prouve qu'elles ne sont pas identiques et qu'elles ont chacune leur élément contagieux propre. Les malades atteints du typhus exanthématique communiquent à d'autres personnes le typhus exanthématique et non la fièvre typhoïde et réciproquement. En France, la confusion n'a jamais été faite, car le typhus y est à peine connu par quelques rares apparitions. Aussi, entendons-nous par fièvre typhoïde la maladie décrite par Louis, Chomel, Bouillaud, Bretonneau, etc., la *Dothiénentérie*, enfin, comme l'a appelée Bretonneau.

I. — SYMPTOMES.

Le début de la fièvre typhoïde est des plus variables. Tantôt elle apparaît brusquement et, en moins de vingt-quatre heures, une fièvre plus ou moins intense a succédé à une santé parfaite en apparence. Quelques

jours s'écoulent, en général, avant l'apparition des
signes caractéristiques du mal. Tantôt, au contraire,
avant la fièvre, se montrent des phénomènes prodro-
miques, comme malaise général, céphalalgie, insom-
nie ou sommeil agité, un peu d'embarras gastrique.
Cet état peut durer de quelques jours à deux semaines
et plus. Parfois, l'invasion s'accompagne d'une fièvre
légère par accès qui ne dépassent pas quelques heures
et il peut en être ainsi pendant quatre ou cinq jours.
Le début avec prodromes est insidieux et ne permet
guère un diagnostic précoce. Il se confond souvent
avec la période initiale de la maladie, de sorte qu'il
est rarement possible de préciser le moment exact où
la fièvre typhoïde a commencé.

1° FIÈVRE TYPHOÏDE D'INTENSITÉ MOYENNE. — Les
premiers symptômes sont constitués par l'exagération
de ceux de la période prodromique. Si cette dernière
fait défaut, les premiers symptômes se montrent en
même temps que la fièvre. Celle-ci, en effet, domine
toute la scène pendant les vingt ou vingt-cinq jours
que dure la maladie en moyenne.

Phénomènes fébriles. — Le pouls est fréquent, mou,
90 à 120 pulsations par minute. Il s'affaiblit de jour
en jour; souvent, il est dicrote. Les battements du
cœur vont aussi en s'affaiblissant. Mais ce sont surtout
les phénomènes thermiques qui peuvent donner une
idée de la fièvre. Ils se divisent nettement en trois
périodes, d'ascension, d'état et de déclin. La période
d'ascension est graduelle, la température du soir plus

élevée que celle du matin; d'un jour à l'autre, la chaleur augmente d'un peu moins d'un degré, de sorte que vers le soir du quatrième ou du cinquième jour, elle a atteint son maximum qui est de 40° à 40°5 en moyenne. A ce moment, la température du soir se maintient assez constante et les rémissions du matin sont moins sensibles. C'est la période d'état; elle s'étend jusqu'à la fin de la seconde semaine ou au milieu de la troisième. Elle présente deux phases distinctes : dans la première, les oscillations du matin au soir sont peu marquées, quelques dixièmes de degré seulement; dans la seconde, les oscillations ont une amplitude plus marquée, dépassant un degré souvent, sorte d'acheminement à la troisième période ou de déclin. Une autre particularité du second stade thermique est une rémission subite, pouvant aller jusqu'à deux degrés et demi, que l'on constate parfois du sixième au huitième jour (Jaccoud, Wunderlich). Le stade de déclin se caractérise par des rémissions matinales, chaque jour plus marquées; la température du soir ne varie pas sensiblement d'abord, puis elle diminue à son tour jusqu'au chiffre physiologique. Le cycle fébrile est terminé.

Le tracé ci-joint (fig. 1) est devenu classique : il représente très exactement tous les détails précités.

Dans les conditions moyennes où nous nous sommes placés, les variations de la température coïncident avec l'intensité et l'évolution de la maladie. Elles peuvent donc servir à juger sa marche avec une précision suffisante.

Début. — Les symptômes du début sont une céphalalgie plus ou moins violente s'accompagnant de tintements et de bourdonnements dans les oreilles, de l'abattement et des épistaxis fréquentes. Une grande lassitude des membres, quelques éblouissements, par exception une pseudo-paraplégie temporaire ou durable, obligent le malade à garder le lit. Quelquefois, on remarque encore un peu de diarrhée.

La maladie atteint bientôt la période d'état, et les symptômes qu'elle présente sont nombreux et variés. Chaque appareil fournit son contingent.

Organes digestifs et abdominaux. — L'appétit est nul, la soif très vive, le goût mauvais. La langue, sèche et rouge dès le début, surtout à la pointe, se dessèche encore et s'effile, tandis que son épithélium se soulève et se fendille. Les lèvres et les gencives sont dans le même état. La diarrhée est constante et va croissant jusqu'à la fin de la deuxième semaine et même au-delà. Le nombre des selles est très variable : cinq à six, jusqu'à dix, douze et davantage par jour. Les évacuations, fétides, jaunâtres, liquides, affaiblissent beaucoup le malade. Elles deviennent involontaires si l'état typhoïde est très accusé. Outre des matières albumineuses, grasses, pigmentaires et calcaires qui les constituent en partie, les selles présentent un nombre considérable d'organismes inférieurs appartenant aux deux espèces : *Rhizopus nigricans* et *Penicillium crustaceum*. Avec la diarrhée, existe toujours un gargouillement intestinal qui n'est pas sans valeur diagnostique, bien qu'on le retrouve chez tous les diarrhéiques.

Le ventre est indolore excepté vers la fosse iliaque droite, où la pression éveille toujours de la douleur. Il y a du météorisme dès la fin de la première semaine et il va en croissant pendant le cours de la maladie. Il est dû vraisemblablement à l'atonie intestinale.

La rate est ordinairement tuméfiée mais non indurée, aussi l'augmentation de volume est-elle difficile à constater. Les ganglions lymphatiques sont également engorgés et, dans le cas où le météorisme est peu considérable et les parois de l'abdomen souples, on peut sentir la tumeur qu'ils forment dans la fosse iliaque droite. Il n'est pas rare qu'on remarque, en même temps, des signes plus ou moins accusés d'amygdalite, indice, non d'une complication fortuite, mais de l'extension du mal à tous les organes lymphoïdes (Jaccoud).

L'urine est rare, colorée, riche en urée et urates et pauvre en chlorures. On y voit quelques éléments étrangers comme de l'uroglaucine, de la leucine et de la tyrosine, etc. On note souvent de l'albumine, preuve quelquefois de congestion ou d'inflammation rénale, mais la plupart du temps sans signification précise. L'augmentation subite et considérable de la quantité d'urine indique une défervescence prochaine (A. Robin).

Appareil respiratoire. — Il y a de la congestion pulmonaire et du catarrhe bronchique. C'est ordinairement vers le milieu de la deuxième semaine qu'apparaissent les troubles broncho-pulmonaires : oppression plus ou moins intense qui se traduit par l'augmentation

du nombre des mouvements respiratoires, sensation
de gêne et de sécheresse des voies respiratoires supérieures, altération de la voix, quelques râles ronflants
et sibilants disséminés dans les deux poumons, un peu
de toux qui peut manquer souvent (Jaccoud), de même
que l'expectoration, au moins jusqu'à la seconde
semaine. — Dans le courant de la seconde semaine,
ces symptômes s'accentuent, la dyspnée surtout augmente hors de proportion avec l'intensité de la bron-
chite. L'auscultation révèle des râles ronflants et
sibilants dans des régions plus étendues. La percussion
donne une résonnance normale. Puis, tous ces phénomènes s'apaisent pendant la période finale de la
maladie, si elle doit se terminer favorablement.

Système nerveux. — La céphalalgie et surtout
l'abattement du début s'accentuent à la fin de la
première semaine ou au commencement de la seconde.
On remarque toujours de la paresse intellectuelle,
souvent des cauchemars qui troublent le sommeil.
Ordinairement, le malade est plongé dans une somno-
lence tranquille. Il répond cependant, et avec assez
d'exactitude, aux questions qu'on lui pose, puis il
retombe dans son sommeil alourdi. Cet état s'accuse
davantage et les idées du patient deviennent confuses.
Par moments, la nuit surtout, le malade délire, ses
discours sont incohérents ; souvent, il cherche à se
lever, ce qui nécessite une surveillance de tous les
instants. L'intensité des phénomènes nerveux tient
beaucoup de l'impressionabilité plus ou moins grande
du malade, de son tempérament, etc. Mais leur genèse

n'est pas complètement démontrée. Ils résultent évidemment de l'infection du sang et du trouble de l'hématose et non pas d'une congestion ou d'une inflammation des centres nerveux. Si c'est l'affaiblissement et la prostration qui dominent, on dit que la fièvre typhoïde est à forme adynamique ; si c'est le délire et l'agitation, la fièvre typhoïde est à forme ataxique.

Éruptions typhoïdes. — Une éruption exanthématique achève de caractériser la fièvre typhoïde. Ce sont de petites taches rosées, lenticulaires, peu saillantes et disparaissant par la pression. C'est surtout à l'abdomen que l'éruption se localise, mais elle peut s'étendre à la poitrine, à la face interne des cuisses, au dos, aux membres thoraciques, etc., comme souvent aussi elle est représentée par quelques taches rosées. Abondante, elle se fait quelquefois par poussées successives. Il est des cas où la roséole est précédée par l'apparition de taches plus larges, foncées, ne s'effaçant pas par la pression ; elles n'ont pas la valeur diagnostique de la roséole.

Déclin. — Du quinzième au vingtième jour, la défervescence commence et vers le vingt-cinquième jour ou plus tôt, le malade entre en convalescence. La courbe des températures renseigne parfaitement sur ce point. Les symptômes nerveux perdent de leur intensité ; les malades commencent à s'intéresser aux personnes et aux choses qui les entourent ; le sommeil est exempt de rêvasseries. La faiblesse est très grande et l'amaigrissement se prononce de plus en plus. Souvent, à la période de déclin, la peau du tronc se couvre de petites vésicules saillantes remplies d'un liquide transparent (sudamina). Souvent aussi, la défervescence coïncide avec des mictions très abondantes. L'état du malade s'améliore quoique lentement. Il entre enfin en pleine convalescence. C'est à ce moment que parfois, d'une façon inattendue, se montrent de graves complications.

2° FÉBRICULES TYPHOÏDES. — Il est des formes légères et qui évoluent en huit à douze jours. Des formes plus graves peuvent être modifiées dès leur début. M. Jules Grévin a, depuis longtemps, insisté sur la possibilité de les faire avorter ; elles se traduisent alors par des manifestations symptomatiques médiocrement intenses et guérissent en peu de jours. Tous les symptômes ci-dessus peuvent exister, mais réduits à leur minimum d'intensité : fatigue, faiblesse, un peu de diarrhée, douleur à la pression de la fosse iliaque droite, roséole typhoïde plus ou moins marquée, symptômes broncho-pulmonaires à peine appréciables. La courbe thermique est identique à celle de la fièvre typhoïde type. La période d'état est très courte, mais la défervescence est lente et progressive (fig. 2).

Les lésions intestinales, dans ces fébricules, sont peu abondantes et peu marquées, mais parfaitement caractérisées. Si bénignes qu'elles paraissent, les formes légères sont susceptibles des mêmes complications que les fièvres typhoïdes ordinaires et, par conséquent, elles exposent les malades à de sérieux dangers.

3° FIÈVRE TYPHOÏDE GRAVE. — La fièvre typhoïde
peut se prolonger quatre ou cinq semaines et même
davantage. Elle tire sa gravité de l'intensité plus
grande des symptômes. Le thermomètre, qui mesure
les phénomènes fébriles, marque parfois, à la fin de la
période d'état, des oscillations très grandes que
Wunderlich appelle le *stade amphibole* (fig. 3) et qui,
d'après cet auteur, seraient dues aux ulcérations
intestinales. Mais les autres lésions matérielles, si
nombreuses dans les fièvres typhoïdes graves, doivent prendre aussi une grande part à la production du
stade amphibole. Celui-ci constitue donc un phénomène pronostique des plus redoutables.

4° FORMES SPÉCIALES. — La fièvre typhoïde peut
évoluer d'une façon très insidieuse. Il rive que
parfois les symptômes sont peu accusés et permettent
au malade de vaquer à ses affaires. Le malade se plaint
à peine de céphalalgie et de faiblesse musculaire. La
température du corps reste à peu près physiologique,
tout au plus s'il existe une légère élévation vespérale.
Les symptômes peuvent s'amender et disparaître ou
s'accuser et passer à l'un des types précités. Ces
formes latentes sont d'autant plus dangereuses que
leurs caractères effacés sont de nature à préoccuper
médiocrement le malade, et que les accidents et les
complications se produisent d'une manière inattendue.

Les formes particulières ou localisations de la fièvre
typhoïde doivent être rapportées à la prédominance de
certains symptômes sur les autres. Il est, en effet, une

triple source d'où naissent les symptômes : tube intestinal, poumon, centres nerveux ; par conséquent, suivant les cas, une forme intestinale, une forme pulmonaire et une forme nerveuse.

Toutes ces formes existent réellement et, par une
localisation plus étroite des symptômes prédominants,
elles peuvent se subdiviser encore et donner les formes
bilieuse, muqueuse, ataxique, adynamique, etc. La
maladie, après son début, se jette plus particulièrement sur un organe donné, ou bien elle débute en
frappant un appareil organique d'abord, sauf à s'étendre ensuite. La symptomatologie se ressent de ces
localisations différentes, mais au fond, c'est le tableau
peu modifié que nous avons exposé. Avec un peu
d'attention, on en retrouve les principales lignes assez
nettes pour qu'on puisse reconnaître dès la période
prodromique, la forme particulière qui se prépare
(Jules Guérin). De l'importance de l'organe ou de
l'appareil frappé, se déduit la gravité de la maladie.
Enfin, quelque dissemblables qu'elles paraissent, les
formes de la fièvre typhoïde ont toutes une lésion commune qui siège sur les plaques de Peyer. On ne saurait donc en faire des maladies différentes.

5° COMPLICATIONS. — Une maladie aussi générale
que la fièvre typhoïde, qui touche à tous les systèmes
organiques, doit être exposée aux complications les
plus nombreuses et les plus variées. C'est ce que la clinique confirme. Les complications découlent, en effet,
des lésions et des localisations de la maladie et aussi de
l'exagération des symptômes.

Les entérorrhagies sont fréquentes et s'expliquent par les lésions intestinales. Leur abondance est variable. En général, on ne les reconnaît qu'à la coloration des selles (melœna). Mais les hémorrhagies peuvent être abondantes et le sang est éliminé sans avoir subi de changements. On conçoit aisément que la valeur pronostique des hémorrhagies dépend de la quantité de sang qui s'écoule. Elles contribuent à affaiblir le malade. Abondantes, elles se caractérisent par la petitesse du pouls, l'abaissement de température et la pâleur de la face ; on peut donc parfois les reconnaître avant même que le sang ait été rejeté.

La péritonite par perforation est un des accidents les plus graves. C'est pendant la convalescence qu'elle se produit souvent. Le malade ressent tout à coup une douleur vive dans l'abdomen (vers la fosse iliaque) ; la douleur se généralise ; le ventre se météorise ; il se produit des vomissements bilieux et porracés ; pouls petit, misérable ; face grippée ; la mort arrive en un ou deux jours. Si cet accident survient au cours de la maladie, les patients, plongés dans la stupeur typhique, meurent sans avoir présenté d'autre signe que la météorisation abdominale.

La péritonite peut se produire par extension au péritoine, de l'inflammation de l'organe malade : glandes de Peyer, rate, foie, etc.

On a parfois noté la formation d'un phlegmon iliaque à la suite de la perforation de l'appendice iléo-cœcal.

Les épistaxis, par leur abondance et leur répétition, constituent un danger sérieux.

La diarrhée de même. Epistaxis et diarrhée épuisent les malades.

L'exagération du catarrhe bronchique est une complication des plus graves. Cette lésion, aidée de l'hypérémie pulmonaire qui l'accompagne toujours, engendre bientôt une pneumonie hypostatique qui a une marche insidieuse et qui passe souvent inaperçue.

L'atelectasie du poumon se produit plus fréquemment. Elle est due à l'énorme engoûment sanguin dont certains points sont le siège et où les vésicules pulmonaires, de plus en plus comprimées, s'effacent et ne reçoivent plus d'air. Les portions atélectasiques, ainsi que les noyaux de pneumonie hypostatique, existent en arrière, vers les bases du poumon, où leur formation est favorisée par la déclivité même de la région.

Souvent, au cours de la fièvre typhoïde, on voit apparaître des pétéchies ; les capillaires se sont déchirés sous la pression sanguine, ou bien l'altération du sang est telle que le sérum transude coloré par l'hématine dissoute, signe donc des plus graves.

L'évolution même du cycle fébrile par l'affaiblissement extrême dans lequel le malade est laissé, prédispose les organes à l'inflammation. Peau, muscles, os, séreuses, muqueuses, parenchymes, etc., présentent les exemples les plus variés.

La mort peut survenir à toutes les périodes de la fièvre typhoïde. Souvent, le malade, accablé par l'intensité de la fièvre et sa persistance, succombe vers la sixième ou huitième semaine dans un état d'épuisement indéfinissable.

Les complications si multipliées qui se montrent pendant la fièvre typhoïde, hâtent la mort. Les péritonites par perforation, les hémorrhagies, les pneumonies sont les plus redoutables de ces complications.

Quelquefois, dès le début, la maladie prend des allures d'une gravité extrême. Les désordres cérébraux sont précoces et violents : la fièvre surtout a une marche rapide ; en très peu de jours, la température atteint et dépasse 40°,5 et 41°. Le malade succombe très rapidement.

Enfin, le malade peut mourir subitement, au moment où l'on commençait à le croire hors de danger. Tout d'un coup, on le voit pâlir, s'affaisser, ses membres s'agitent, le cœur s'arrête et tout est fini. Souvent, à l'autopsie, on ne constate aucune lésion qui puisse expliquer un aussi brusque dénouement. Il faut sans doute le mettre à la charge des syncopes que l'on voit se produire chez des individus débilités par une longue maladie, ou bien le subordonner à un réflexe dont le point de départ est à la muqueuse intestinale et qui du bulbe, prenant la voie des pneumogastriques et des nerfs respiratoires, arrête à la fois la respiration et le cœur (G. Dieulafoy). Mais le cœur est souvent en voie de dégénérescence graisseuse et cette lésion pourrait bien être la cause d'une syncope mortelle (Hayem). La mort rapide ou lente peut dépendre aussi d'embolies pulmonaires.

Le chiffre de la mortalité varie suivant les épidémies et suivant les contrées.

7° Convalescence, Rechute et Récidive. — La convalescence est toujours longue et, du reste, en rapport avec l'intensité de la maladie. Une alimentation légère convient pendant cette période ; elle doit être surveillée avec soin, car l'appétit énorme des convalescents les expose à des accidents. Les forces reviennent peu à peu.

C'est pendant la convalescence que s'éliminent les escarres qui ont pu se produire sur toutes les parties saillantes du corps pendant la maladie, en raison même de sa durée et de sa nature spéciale. Les réparations des plaies peuvent traîner en longueur. Il se forme quelquefois des abcès et des furoncles. C'est à ce moment encore que l'on voit se déclarer la redoutable gangrène d'un ou des deux membres inférieurs.

On voit enfin quelquefois persister des troubles de la mémoire et de la parole, de la surdité et un abaissement de l'intelligence, voisin de l'imbécillité.

Tous les auteurs s'accordent à reconnaître que la fièvre typhoïde peut se montrer et évoluer entièrement une seconde fois, sur un malade qui allait entrer en convalescence. Dans cette nouvelle apparition, la maladie se conduit comme si elle se développait pour la première fois, avec son cortège habituel de symptômes. On désigne assez indifféremment sous le nom de *rechute*, ou de *récidive*, ces manifestations. Les deux expressions sont également acceptables. Mais, plus particulièrement, on réserve la dénomination de rechute pour les cas où la deuxième fièvre typhoïde se montre plus tardive.

L'immunité conférée par une première atteinte de fièvre est fort longue, on ne saurait la préciser.

Telles sont les manifestations de la fièvre typhoïde. On constate d'abord des symptômes vagues comme céphalalgie et faiblesse musculaire; puis, viennent les symptômes gastro-intestinaux. Ceux-ci pourraient donner le change et faire croire à un catarrhe des voies digestives, si bientôt ne se montraient des signes plus ou moins accusés du côté de l'appareil respiratoire et des désordres cérébraux et nerveux, ainsi que l'exanthème ou roséole. Voilà dans l'ordre chronologique la succession des symptômes dans une fièvre typhoïde ordinaire. Mais les symptômes fournis par l'un des organes affectés peuvent avoir une prédominance telle, que la fièvre typhoïde prendra des caractères plus spéciaux; d'où les différentes formes de l'affection. Enfin, les complications sont très nombreuses et très redoutables, de là des manifestations particulières, pouvant former des variétés ou des formes nouvelles, de là encore tous les dangers de la maladie.

II. — LÉSIONS.

On trouve des lésions dans tous les appareils. Mais ces lésions sont inégalement importantes. Les unes sont éminemment caractéristiques, comme celles qui siègent sur les glandes de Peyer et d'autres organes hématopoïétiques, quelle que soit « la forme » qu'ait affectée la fièvre typhoïde; les autres, plus ou moins

2

éventuelles, évoluent différemment suivant les cas.

Lésions spéciales. — Elles se voient, dans l'intestin grêle, sur les plaques de Peyer et sur les follicules clos isolés. Ces organes sont le siège d'une inflammation et d'une infiltration particulières ; puis le tissu infiltré s'élimine, ce qui donne lieu à une ulcération qui se cicatrise plus tard. Comme toutes les glandes de Peyer et les follicules solitaires sont loin d'être frappés à la même période du mal, il s'en suit que, sur le même sujet, on peut trouver la lésion à ses différents âges. C'est au voisinage de la valvule iléo-cœcale que les altérations présentent leur maximum d'intensité. D'ailleurs, le nombre de follicules malades, isolés ou agminés, varie, en général, avec la gravité du mal.

Les plaques de Peyer, d'abord vivement congestionnées, commencent par s'infiltrer et se tuméfier ; elles font une saillie plus ou moins marquée. D'après l'abondance de l'infiltration, les plaques ont une consistance différente ; on distingue, en effet, les *plaques dures* et les *plaques molles* (Louis). L'infiltration typhique enveloppe les éléments glandulaires et s'insinue, à la périphérie, dans le tissu sous-muqueux et jusque dans les tuniques musculaires. Il consiste en une abondante production de tissu conjonctif embryonnaire (Cornil). Il est incontestablement une gêne pour l'arrivée du sang dans les plaques altérées, surtout dans les plaques dures ; aussi leur couleur, relativement pâlie, tranche-t-elle sur le fond coloré de la muqueuse voisine hypérémiée. C'est pourquoi, dans les plaques

dures, tout le tissu infiltré ne tarde-t-il pas à se né-
croser. Dans les plaques molles, dont l'infiltration est
médiocre, il peut se faire que ces masses de nouvelle
formation subissent la dégénérescence granulo-graisseuse et soient résorbées. La nécrose produite lentement (plaques molles) ou rapidement (plaques dures),
les sphacèles tendent à s'éliminer, sur des portions
réduites ou sur toute l'étendue de la plaque ; d'où une
perte de substance qui constitue l'ulcération. Celle-ci
est donc de dimensions variables. Elle a pour fond la
tunique musculaire de l'intestin ; les bords sont élevés,
inégaux. Elle expose à de graves complications :
l'hémorrhagie, la perforation et la péritonite consécutive. L'ulcération se déterge cependant ; les bords
s'affaissent, le fond bourgeonne et finalement la perte
de substance est comblée et l'épithélium et même les
villosités se reproduisent sur l'ulcère cicatrisé.

Le même processus peut se développer sur les follicules solitaires, sur le gros intestin, le jéjunum, le
duodénum, la portion pylorique même de l'estomac.
L'altération peut alors passer inaperçue et ainsi pourraient s'expliquer certains cas de fièvre typhoïde sans
lésions intestinales, comme on en citait naguère quelques exemples curieux, à l'Académie de médecine de
Paris. L'œsophage et le pharynx peuvent être aussi
parsemés d'ulcérations.

Les altérations des ganglions mésentériques sont
identiques à celles des follicules. Leur volume augmente, mais la suppuration est, chez eux, exceptionnelle. En général, les ganglions lésés répondent aux

portions intestinales où se trouvent les ulcérations.

La rate est trois ou quatre fois plus volumineuse qu'à l'état normal ; elle est ramollie.

Le foie et les reins présentent souvent de petits foyers de ramollissement que Jaccoud n'hésite pas à considérer comme des néoplasies typhiques.

Le sang est fluide et poisseux. La fibrine et l'albumine sont diminués. Au début, les globules rouges sont diminués, les globules blancs augmentés de nombre (Malassez). Plus tard, il y a une diminution notable dans le nombre des globules rouges ; cela tient à la fièvre. Depuis longtemps, on a signalé dans le sang des typhiques une grande quantité de bactéries (*Bacterium punctum* et *Bacterium catenula*). D'après Hallier, le sang contient toujours deux micrococcus (*Rhizopus nigricans* et *Penicillium crustaceum*) qui existent également dans les selles.

Lésions moins essentielles. — L'appareil respiratoire est toujours altéré, mais à un degré variable. Il y a toujours de l'hypérémie et de l'œdème pulmonaires, avec un catarrhe des bronches. Ces lésions, quelquefois peu intenses, peuvent augmenter et prendre des proportions redoutables. La congestion et l'œdème peuvent devenir tels que les alvéoles pulmonaires comprimés ne reçoivent plus d'air et ramènent le poumon à l'état atélectasique. La congestion passive du poumon et l'infiltration sanguine dont il est le siège, engendrent souvent ces pneumonies hypostatiques qui se présentent sous la forme de foyers irréguliers, friables, mal délimités ; leur coupe ne présente point les granulations fibrineuses de la pneumonie franche ; elle donne un liquide sanguinolent ou puriforme. Leur centre est parfois ramolli et parfois aussi converti en caverne par suite de la résorption des parties qui ont subi le ramollissement. Le catarrhe des bronches n'a rien de particulier. Quelquefois, le larynx présente de petites ulcérations typhoïdes. On a trouvé les ganglions bronchiques infiltrés comme les ganglions mésentériques. Par exception, le poumon présente les lésions véritables de pneumonies lobulaires ou d'une pneumonie lobaire.

Les centres nerveux peuvent ne pas offrir de lésions, appréciables. Quelquefois, l'encéphale, la moelle et les méninges sont le siège d'une hypérémie notable. Un peu d'œdème cérébral n'est pas chose rare.

Les muscles rouges sont très fréquemment altérés. Ils subissent tantôt la dégénérescence graisseuse, tantôt la dégénérescence cireuse. Mais ce sont là des lésions qui n'ont rien de spécial, car on les a trouvées à la suite de tous les états fébriles graves et prolongés.

Le cœur, plus ou moins ramolli, a la teinte dite feuille-morte ; il est le plus souvent atteint de dégénérescence graisseuse.

III. — CAUSES.

Nul ne doute aujourd'hui que la fièvre typhoïde soit contagieuse. Dans les grands centres de population, la maladie règne à l'état permanent. Les relations

fréquentes et de toutes sortes, entre les personnes,
favorisent et expliquent la contagion. Le mal présente,
de temps à autre, des recrudescences; la fièvre s'établit à l'état épidémique. Dans les petits centres, de
longues années se passent souvent sans que la maladie
se soit montrée. Le premier cas est par conséquent
toujours remarqué et l'on peut suivre pas à pas les
progrès et la décroissance de l'épidémie qui disparaît
pour un certain nombre d'années. L'origine par
transmission est parfaitement évidente, sauf pour le
premier malade. Une enquête démontrerait sans doute
que ce premier malade est venu d'un centre où la
fièvre typhoïde régnait, ou qu'il s'est trouvé au milieu
de telles autres circonstances qui ont permis à la
contagion de se produire. Cependant, ces circonstances ne peuvent être toujours rigoureusement établies.
Dans nombre de cas, il semble que la maladie se soit
produite spontanément. Stich professe que l'organisme
possède les éléments de l'infection, soit dans l'intestin,
soit dans l'exhalation pulmonaire; à l'état normal,
nul danger à craindre; mais que les fonctions des
muqueuses intestinale et pulmonaire soient troublées,
que l'élimination ou la transformation de ces produits
infectieux soient arrêtées, alors ces produits pénètrent
dans l'organisme et la fièvre typhoïde est engendrée.
Jules Guérin admet quelque chose d'analogue : les
matières stercorales peuvent, dans l'intestin, subir
une sorte de fermentation putride dont les produits,
après absorption, déterminent la maladie. Ces théories,
très séduisantes d'ailleurs, nous amènent à l'idée d'un

empoisonnement putride ; et il faut convenir que celui-ci, une fois admis, permet d'expliquer la marche
progressive et les altérations matérielles de la maladie. Mais ces origines ne doivent être acceptées
qu'avec une grande réserve, car les modes de contagion sont si multipliés et tellement combinés, qu'il est
souvent difficile ou impossible de les préciser. Au
surplus, cette fermentation putride, qui ne se produit
que dans certaines conditions économiques, n'est pas
le fait initial ; elle est subordonnée à ces mêmes conditions et à son agent générateur. Or, quelque nom que
celui-ci reçoive, nous devons le considérer, dans la
très grande majorité des cas et dans l'état actuel de la
science, comme un germe vivant susceptible de se
multiplier. Et l'on ne saurait contester qu'un germe
naît de germes semblables antérieurs. Nous pensons
donc que les cas de spontanéité de fièvre typhoïde
pourraient bien n'être autre chose que des cas engen-
drés par contagion non expliquée.

La contagion, en effet, est la principale cause de la
propagation de la fièvre typhoïde. On a cru en trouver
l'agent dans les nombreux microbes observés dans les
liquides de l'économie, sur les lésions elles-mêmes ou
dans les déjections des malades. Le sang, les selles,
contiennent des bactéries *(Bacterium punctum et catenula)* des micrococcus *(Rhizopus nigricans, Penicillium
crustaceum)* qui paraissent sans influence causale. Ces
bactéries et micrococci sont probablement sous la
dépendance de la putridité. Mais d'autres bacilles
semblent avoir un rapport étiologique beaucoup plus

net avec la fièvre typhoïde. Klebs décrit des bacilles
longs et minces qu'il a trouvés dans les portions
nécrosées de l'intestin. Eberth décrit d'autres bacilles
courts et épais que l'on rencontre dans les parties pro-
fondes de la muqueuse. Il se peut que ces deux bacilles,
loin d'être d'espèce différente, soient deux formes de
la même espèce, tant le polymorphisme est de règle,
pour ces organismes inférieurs. Quoi qu'il en soit, ils
peuvent pénétrer dans l'organisme par toutes les voies
de l'absorption, peau, intestin, surface pulmonaire, etc.
Plus la maladie est avancée, plus on les trouve en grand
nombre. Partis des glandes intestinales, les bacilles
pénètrent les tuniques de l'intestin et peu à peu enva-
hissent les ganglions mésentériques et les espaces
lymphatiques d'où ils se répandent dans l'économie
tout entière. La surface pulmonaire et la peau se prêtent moins bien à l'absorption. Les glandes et la
muqueuse intestinales, les ganglions lymphatiques, la
rate, le foie, les espaces lymphatiques, le sang, les
espaces arachnoïdiens, etc., offrent un plus ou moins
grand nombre de bacilles. Dans tous les cas, cependant, on ne les trouve pas *partout* (Klebs, Koch), et
c'est là certainement un argument d'un grand poids,
contre la genèse de la fièvre typhoïde par ces bacilles.

Les tentatives très nombreuses d'inoculations faites
à des animaux avec les différentes substances morbides
fournies par des typhiques, ont toujours été négatives.
Vulpian, Troisier, Davaine, Liouville, etc., inoculant
à des lapins le sang d'un typhique, n'ont obtenu
qu'un malaise passager chez leurs sujets d'expérience.

Birch-Hirschfeld, de Dresde (cité par Jaccoud), a pu faire développer une maladie mortelle avec fièvre, diarrhée et amaigrissement rapide, sur des lapins dans l'œsophage desquels il avait injecté des produits typhiques de l'intestin. A l'autopsie, on trouvait de la tuméfaction des glandes de Peyer, des ganglions lymphatiques, de la rate, tous signes d'empoisonnement putride ou septique, mais non de fièvre typhoïde, car les plaques dures ou molles et les ulcérations ont *toujours* fait défaut. La transmission expérimentale de la maladie aux animaux n'a pu encore se faire. Les animaux ne se prêtent pas, en effet, à la multiplication du germe ou des germes de la fièvre typhoïde. L'étude est donc à reprendre sur de nouveaux faits expérimentaux, car nul n'a eu la criminelle audace de porter le virus typhoïde sur le seul terrain favorable à sa culture.

Quoiqu'on n'ait pu isoler les germes ou microbes typhiques, on est dans l'obligation de reconnaître que la fièvre typhoïde est une maladie spécifique. Elle « lève de graine, » suivant l'expression exacte et curieuse de M. Vallin. Malheureusement, la graine ne manque pas, car la maladie règne d'une façon endémique un peu partout. Quelles sont donc les conditions de milieu convenables à sa conservation et à sa dissémination ?

On pense que de tous les produits de la maladie, les selles typhoïdes renferment la plus grande somme de principes actifs de la contagion. William Budd pense qu'elles conservent longtemps leur propriété nocive et qu'elles propagent la maladie. Murchison croit que les produits des vidanges et les matières animales en putréfaction peuvent être causes de la fièvre typhoïde, en souillant l'air et les eaux potables. Telle est la théorie, dite anglaise, d'après laquelle un germe né de la fièvre typhoïde elle-même ou produit par la fermentation des matières excrémentielles ou de toutes autres substances animales, engendrerait la maladie par son transport sur des individus sains, grâce à l'air ou à l'eau potable qui lui serviraient de véhicule. Il est, en effet, de nombreux cas qu'on ne peut attribuer qu'à l'air infesté de la chambre du malade, par exemple. Les cas sont plus nombreux encore, qui semblent provoqués par la pollution des puits, citernes et tous autres réservoirs d'eau potable, par des fissures qui y conduisent des infiltrations de fosses d'aisance. Il n'est pas jusqu'aux aliments qui ne puissent être souillés par les germes typhoïdes, ce qui en fait autant de causes de la propagation de la maladie.

On conçoit que toutes ces conditions facilitent la multiplication et la dissémination du virus typhique. Certaines d'entre elles sont, en réalité, moins favorables qu'il ne paraît au premier abord. Les matières typhoïdes, en effet, pour souiller l'air autrement que par leur odeur, doivent être préalablement desséchées ; alors, les organismes-germes qu'elles contiennent peuvent se répandre dans l'atmosphère. Mais pendant ce temps, ces germes ne subissent-ils pas une certaine oxydation qui atténue leurs propriétés ? De même, dans les fosses d'aisance, la décomposition putride qui s'y développe doit nuire à la vitalité des germes. Telle est l'opinion de M. Fauvel. Les germes l'emportent cependant ; d'autres milieux leur sont plus favorables, le sol et la nappe d'eau souterraine, par exemple, car on ne saurait douter que l'état endémique de la maladie ne tire son origine de la persistance même des germes.

L'éclosion de la maladie est encore facilitée par un concours de circonstances qui sont des causes auxiliaires plus ou moins actives. L'alimentation insuffisante et surtout de mauvaise qualité est une cause de débilitation qui favorise le développement de toute maladie épidémique et, en particulier, de la fièvre typhoïde. Les fatigues, les excès, les passions tristes sont des causes de même ordre. L'encombrement et la misère qui l'accompagne, l'insalubrité des logements trop étroits et mal aérés, portent une grave atteinte à l'économie et prédisposent à la maladie. Dans un discours entraînant, M. Marjolin en a démontré dernièrement la grande importance devant l'Académie de médecine de Paris. Le séjour de trop nombreuses personnes dans des locaux réduits, a une influence qui n'est plus discutable, depuis qu'on a vu sévir les épidémies de fièvre typhoïde dans les casernes, les lycées, etc. Enfin, l'impression due à la brusque nécessité de vivre dans de tels milieux, les dangers de l'acclimatement, sont des menaces redoutables qui peuvent durer des mois.

Mais toutes ces causes ne sont que prédisposantes et incapables, par elles seules, de provoquer la maladie si, au préalable, l'économie ne se prête pas à l'évolution des germes morbides. C'est de quinze à trente ans que la fièvre typhoïde sévit avec le plus de fréquence. Jusqu'à quinze ans, la réceptivité va croissant ; à partir de trente, elle diminue, et après cinquante ans, la maladie est tout à fait exceptionnelle. Les hommes passent pour être plus facilement atteints que les femmes. Les personnes à constitution forte et saine sont plus exposées que les autres (Jaccoud). Il est des états atmosphériques qui ont une réelle influence. En général, au printemps, les cas sont rares. C'est vers la fin de l'été et dans le courant de l'automne, que la fièvre typhoïde sévit avec plus d'intensité, surtout par des temps humides. Il est vraisemblable que les variations de niveau de la nappe d'eau souterraine, ont quelque influence sur la genèse de la maladie, grâce à l'action de cette couche d'eau sur les matières excrémentitielles et sur les germes que peut contenir le sol (Pfeiffer, Jaccoud).

Au reste, dans chaque grande agglomération, où l'affection règne à l'état endémique, on assiste, de temps à autre, à des recrudescences qui constituent de véritables épidémies. Ce sont surtout les nouveaux arrivés dans la ville qui paient leur tribut à la maladie. Les habitants, au contraire, jouissent d'une certaine immunité qui leur est conférée par l'habitude qu'ils ont du milieu, par une atteinte antérieure, etc.

Rarement, la fièvre typhoïde frappe une seconde fois le même individu, si quelque temps s'est écoulé depuis une première atteinte. Les récidives sont fort rares.

La maladie a une période d'incubation indéterminée. Quelques faits semblent prouver que cette période peut être très courte et ne pas dépasser un jour ou deux.

Une dernière circonstance mérite d'être signalée. La manière d'être de l'individu commande, pour ainsi dire, à la forme qu'affectera la maladie. Chez tel individu, pléthorique et sanguin, de mœurs tranquilles, la fièvre typhoïde s'accompagnera de phénomènes congestifs et inflammatoires. Chez tel autre, à vie bruyante, tout à coup arrêtée par quelque catastrophe, la maladie s'accompagnera de désordres nerveux ataxiques. Chez un autre homme, affaibli de corps, accablé de misère, la fièvre typhoïde aura des tendances aux hémorrhagies à la formation d'escarres, etc...... On pourrait varier les exemples à l'infini.

DEUXIÈME PARTIE

Des affections typhoïdes des Solipèdes.

La connaissance des affections typhoïdes des solipèdes est de date récente. A la fin du siècle dernier,
en Italie et en Allemagne surtout, elles paraissent
avoir fait des ravages considérables, si l'on en croit
les écrits de Brugnone et de Huveman. Mais, c'est
surtout après l'épouvantable épizootie de 1823-1824,
pendant laquelle plus de quarante chevaux mouraient
par jour, à Paris seulement (mai 1824), que ces affections prirent définitivement place dans le cadre noso-
logique.

Une chose par dessus tout, avait frappé les premiers
historiens de ces maladies, c'est la diversité des formes
qu'elles affectent, même au cours d'une épizootie
donnée, sans qu'il soit possible, malgré cela, de mé-
connaître les caractères communs, les liens étroits,
indissolubles qui les unissent comme autant de membres d'une famille unique. Maladie « protéiforme, »
tantôt bénigne, tantôt mortelle, variant ses manifestations suivant les circonstances les plus diverses et
souvent trop peu et trop mal définies. Aussi, ne de-
vons-nous pas nous étonner du grand nombre de

dénominations qui lui ont été données : *gastro-entérite*, *gastro-hépato-néphrite*, *gastro-hépato-méningite*, *gastro-conjonctivite*, etc., etc. Et chaque auteur avait raison, car chacun avait donné un nom à l'ensemble symptomatique qui s'était plus particulièrement offert à son observation. Réunir toutes ces formes, en démontrer la parenté, les ramener à un type unique, est un honneur qui revient à l'Ecole de Vienne. La première, en effet, elle a consacré, par son enseignement, cette vérité qu'on ne conteste plus aujourd'hui, que les affections typhoïdes des solipèdes sont autant de manières d'être d'une seule et même maladie, suivant les localisations et la prédominance marquée de tel groupe de symptômes, fourni par un organe ou un appareil plus énergiquement atteint que les autres.

La localisation du mal n'est, en effet, que secondaire au point de vue chronologique (H. Bouley, L. Lafosse). Et ce qui le prouve surabondamment, c'est que la période initiale est caractérisée de la même façon, quelle que soit la forme ultérieure de la maladie. Aussi, une description d'ensemble est-elle impossible à cause de la confusion qu'elle amènerait sûrement. Nous pensons donner une idée bien plus nette de la maladie, en passant la revue rapide de ses formes les plus tranchées.

I. — SYMPTOMES.

Période initiale. — Le début de la maladie est rarement brusque et soudain. Le plus souvent, les premiers signes passent inaperçus; l'appétit est un peu diminué, l'attitude exprime la fatigue..... toutes manifestations assez vagues. Mais après un, deux, trois jours au plus, la maladie est mieux caractérisée.

Appétit diminué, souvent anorexie complète; soif conservée. Bouche sèche, chaude et pâteuse. Excréments secs à surface luisante; constipation fréquente. Attitude nonchalante; tête portée bas, à bout de longe ou appuyée dans la crèche. La station debout semble fatiguante et pénible; le sujet change fréquemment les pieds qui sont à l'appui; il se porte en général sur trois membres, le quatrième est toujours fléchi. Il se couche volontiers, et il reste couché longtemps. La démarche indique un affaiblissement marqué des forces musculaires; elle est mal assurée, traînante, les articulations craquent; les membres se heurtent ou s'entrecroisent pendant la marche; il y a un défaut visible de coordination entre les mouvements de l'avant-main et de l'arrière-main. L'action de tourner et de reculer est difficile, de même que le trot. Le moindre exercice accélère outre mesure les mouvements cardiaques et respiratoires. Les muqueuses et surtout la conjonctive prennent une coloration jaune-capucine très caractéristique. La conjonctive est en outre infiltrée et ses vaisseaux se dessinent en arborisations brunes sur le fond jaune qu'elle présente: L'œil est chassieux, larmoyant, et les paupières supérieures baissées.

Ces phénomènes sont accompagnés d'un état fébrile variable dont la température et l'état de la circulation ne rendent pas un compte exact. En général, cependant, on constate l'augmentation progressive de la température jusqu'à 39° ou 40°. Mais les exceptions sont extrêmement fréquentes; nous avons vu, dans des cas de moyenne intensité, la chaleur dépasser 40° dès le second jour et, dans des cas rapidement mortels, rester à peine supérieure à 37°, le troisième jour. Le pouls donne des indications plus constantes sinon plus sûres. Il est mou, faible, irrégulier, inégal, à peine accéléré (40 à 50 pulsations par minute en moyenne). Ses variations ne suivent guère celles de la température. Il y a un contraste frappant entre l'état du pouls et l'état du cœur, dont les battements sont forts. Une particularité digne de remarque, c'est qu'on ne peut rapporter l'état général dont il s'agit à aucun trouble matériel notable des fonctions essentielles.

De deux choses l'une, ou bien la maladie rétrograde et les symptômes disparaissent peu à peu, ou bien la maladie s'accentue en portant son action principale sur un des grands appareils organiques.

Il n'est pas rare de voir la maladie cesser avant qu'aucune localisation se soit produite et, par conséquent, sans que des symptômes appréciables aient indiqué autre chose que l'état général que nous venons de décrire.

Parfois, la maladie prend, dès le début, une marche très grave et le sujet meurt dans les premiers jours de son mal, avant le temps où une localisation aurait pu se faire. La température progressivement ascendante, sans oscillations, est du plus mauvais augure. Nous donnons (fig. 4) un tracé indiquant, dans un cas de

ce genre, la marche de la température, l'état du pouls
et de la respiration.

L'état du sang n'a pas été l'objet de très nombreuses
recherches. Nous y avons reconnu la présence, en
1878, de granulations microbiennes réfringentes que
M. le professeur Arloing a remarquées aussi en 1881,
pendant l'épizootie qui sévissait au quartier de cava-
lerie de la Part-Dieu, à Lyon, et qu'il a vues sous la
forme de corpuscules simples isolés ou géminés et
quelquefois même sous la forme de bâtonnets courts.
On a signalé, à plusieurs reprises, l'existence dans le
sang des matières colorantes de la bile (Sanson). Les
essais que nous avons faits nous ont toujours démontré, par la réaction de Gmelin, la présence dans le
sérum sanguin, des pigments biliaires. Nous devons
ajouter que le hasard a voulu que nos analyses fussent
faites avec du sang de sujets atteints de l'affection
typhoïde, sous la forme abdominale.

Nous devons noter, enfin, la fréquence des pétéchies surtout apparentes sur les conjonctives et à la
face interne des lèvres.

En définitive, la période initiale est caractérisée
par les phénomènes suivants : affaiblissement des
forces musculaires, abattement et adynamie, coloration jaune-capucine des conjonctives, faiblesse et mol-
lesse du pouls. Cet ensemble symptomatique est très
important et constitue le fait dominant.

Le plus souvent, la maladie ne tarde pas à se localiser et à revêtir des formes différentes. Au fond, nous
allons constater l'état général (dont il vient d'être

question) plus ou moins accentué et, en outre, des symptômes plus saillants fournis par l'organe ou l'appareil qui aura reçu plus particulièrement l'action de la maladie. Les formes principales sont au nombre de quatre : *forme adéno-catarrhale*, *forme thoracique*, *forme abdominale*, *forme nerveuse*.

FORME ADÉNO-CATARRHALE. — C'est de toutes la moins grave. Comme son nom l'indique, elle se caractérise par un catarrhe des muqueuses et un engorgement des ganglions lymphatiques. En général, les signes dominants sont ceux d'un coryza ou d'une angine laryngée et pharyngée plus ou moins intense, avec jetage, toux et larmoiement. Souvent, un peu d'hypérémie bronchique complique la scène ; la respiration s'accélère et devient bruyante. Concurremment, des engorgements lymphatiques se développent dans l'auge et les régions parotidiennes. Il n'est pas rare que les adénites se dissipent. Mais, souvent aussi elles suppurent. Avec la suppuration, l'état général s'améliore ; d'autres abcès retardataires s'ouvrent à leur tour et peu à peu le malade marche vers la guérison.

Dans l'armée, cette forme est fréquente ; elle sévit presque exclusivement sur les jeunes chevaux nouvellement arrivés au corps. On constate les symptômes de la gourme régulière ou maligne, dont la succession ne paraît pas sensiblement gênée ou modifiée par l'état typhoïde. La maladie se juge favorablement de dix à quinze jours après l'invasion. Il nous semble évident que l'état typhoïde joue ici un rôle secondaire.

C'est après cette dernière forme, ou pendant qu'elle suit son cours, que l'on a remarqué des éruptions exanthémateuses et pustuleuses (L. Lafosse) qui sont presque toujours un indice que la maladie se terminera sans encombre. Rien ne prouve qu'en ces circonstances, on n'ait eu affaire à des éruptions de horse-pox, si fréquentes pendant l'évolution de la gourme.

FORME THORACIQUE. — Les premiers signes sont une toux fréquente, faible ou sonore, suivant les cas, et l'agitation ainsi que l'irrégularité des mouvements respiratoires qui sont sensiblement augmentés de nombre et de vitesse. Le malade est triste et abattu. La station debout est incertaine. Il se couche souvent et reste longtemps dans cette position. La percussion de la poitrine est peu douloureuse ; il y a de la matité en bas généralement, d'un seul ou des deux côtés, et pas de modification bien sensible de la résonnance partout ailleurs. A l'auscultation, on constate un murmure supplémentaire, quelquefois assez rude, dans les portions sonores de la poitrine. Dans les parties mates, le murmure respiratoire est nul. A la limite des portions mates et sonores, on perçoit quelquefois des râles muqueux. La lésion du début — hypérémie pulmonaire — peut facilement s'amender. Mais si elle n'est pas en voie de diminution du cinquième au septième jour, une fâcheuse fin est à craindre.

L'affection suit, en effet, sa marche. La congestion se complique d'œdème et peu à peu, par sa violence même, elle efface les vésicules pulmonaires et entraîne un état splénoïde de l'organe. Il y a de la plainte nasale, du jetage jaune-rougeâtre, à cause du sang qu'il contient, de la dyspnée (20 à 30 respirations et plus par minute). La percussion et l'auscultation de la poitrine donnent une idée de l'étendue de la lésion. La percussion est devenue douloureuse; elle indique, en outre, que les parties mates ont augmenté d'étendue. Pas de murmure respiratoire dans les parties mates; respiration supplémentaire partout ailleurs et râles muqueux variables.

A une période plus avancée, la dyspnée est devenue plus grave; la prostration est extrême; la station debout est automatique; le malade ne se couche pas; tout l'arrière-main a une roideur comme tétanique; les crins sont facilement arrachés. A ces symptômes redoutables, se joignent quelquefois l'odeur gangréneuse de l'air expiré, l'état boueux et la couleur brunâtre du jetage nasal et enfin, à l'auscultation, les signes d'une caverne pulmonaire. Celle-ci n'a pas d'autre origine que le ramollissement du centre de la masse splénisée et l'expulsion, par les quintes de toux, des produits du ramollissement. La mort ne se fait pas attendre en pareil cas.

L'épanchement pleural et péricardique ne sont pas rares et hâtent le dénoûment fatal. Les signes physiques qui les dénotent, l'orthopnée, une prostration plus grande, ne laissent pas de doute.

Enfin, il est fréquent de voir se développer une véritable pneumonie fibrineuse avec hépatisation parfaitement caractérisée. Cette lésion, qui n'a rien de ty-

phoïde, pensons-nous, se montre plus souvent qu'on
ne croit. Elle se dénote par les signes ordinaires de la
pneumonie franche et notamment par un souffle tubaire
très évident. Mais quelquefois aussi, elle débute et
grandit d'une façon des plus insidieuses. Nous avons
maintes fois constaté l'hépatisation pulmonaire soit sur
le vivant, soit sur le cadavre; nous avons une fois
trouvé des abcès en voie de formation. C'est vraisemblablement à la pneumonie fibrineuse ou à la pleurite
et non à l'affection typhoïde, qu'il faut rapporter les
synovites et arthrites que l'on a parfois constatées au
déclin de la maladie typhoïde sous la forme thoracique.

Si le degré atteint par les lésions pulmonaires n'est
pas trop avancé, ou si les lésions ne sont que médiocrement étendues, la maladie peut rétrograder. Une
sorte de crise heureuse s'annonce par des sueurs et des
mictions abondantes; le jetage se décolore, il passe au
jaunâtre; la toux devient plus forte; l'exploration de
la poitrine démontre l'arrêt, puis la diminution de la
splénisation ou de l'hépatisation; la respiration devient
moins pressée; l'appétit revient... Enfin, le malade
entre en convalescence.

Le mouvement fébrile, pendant la forme thoracique,
est des plus manifestes. Le pouls est accéléré (jusqu'à
96 battements par minute), tantôt petit, tantôt plein;
les battements du cœur sont violents parfois. La température se maintient à un degré assez élevé pendant
toute la période d'état. Schmidt (cité par Zündel)
donne un graphique (fig. 8) dont l'ascension en escalier, pendant la période d'augment, et la descente en

escalier aussi, pendant la période de défervescence,
constituent les particularités remarquables. Nous igno-
rons si d'autres observateurs ont constaté des oscillations aussi régulières. Cela ne nous est jamais arrivé.
Une chose nous frappe encore, c'est la température
très élevée (41°, 8 à 42°, 4) qui s'est maintenue du
cinquième au neuvième jour. Nous n'osons reproduire
aucun de nos graphiques; ils nous paraissent peu
concluants, eu égard à la maladie typhoïde propre-
ment dite, car nos sujets présentaient en même temps
de la pneumonie. Cependant, les courbes que nous
avons obtenues ne s'éloignent pas sensiblement de
celle (fig. 6) que nous empruntons au travail de M. Au-
reggio.

Forme abdominale. — Le début, abstraction faite
de la période initiale, ressemble fort à une simple
entérite Il a ceci de particulier, que le sujet, par
moments, semble avoir récupéré complètement la
santé. Il est des épizooties où la très grande majorité
des malades n'a guère présenté que la forme abdominale de la maladie et, souvent même, celle-ci a sévi
avec une bénignité incroyable. Les exemples abondent ;
nous n'en citerons qu'un seul. Au cours de l'année
1881, plus de *mille* solipèdes nous ont offert la forme
abdominale des affections typhoïdes, à la clinique de
l'Ecole vétérinaire de Toulouse et, sur ce nombre,
nous n'avons constaté que *deux* morts. Pendant ce
temps, la même maladie sévissait dans la région su-
burbaine et les départements voisins, notamment dans

l'Aude, avec une violence notable. A Paris, à la même époque, la mortalité était fort grande.

La maladie déclarée peut affecter une marche bénigne ou grave.

1° *Forme bénigne.* — L'animal repousse toute espèce d'aliments solides ou liquides, ou bien il a une soif intense; la bouche est chaude, sèche et pâteuse; la peau est sèche, froide ou chaude alternativement; grande tristesse et grand abattement; le sujet, immobile, semble endormi, il réagit à peine sous l'excitation du fouet; il a des tremblements généraux ou partiels en arrière des coudes et aux grassets; l'attitude est accablée, la marche nonchalante et pénible. Les yeux sont presque constamment fermés; ils laissent écouler des larmes; la conjonctive est fortement infiltrée et présente la coloration jaune-capucine très accusée. Les dérangements intestinaux font rarement défaut; ce sont des coliques sourdes, peu douloureuses et, en général, de courte durée. Presque toujours, les sujets sont constipés; c'est avec peine qu'ils expulsent quelques crottins durs, secs et très fétides. La miction paraît également douloureuse; en outre, l'urine est peu abondante, très colorée et visqueuse. L'animal laisse échapper des plaintes après chaque effort de défécation ou de miction. L'état fébrile est peu accusé (fig. 7). La température dépasse à peine 30'. Le pouls, le plus souvent mou et lent, s'élève quelquefois et pour peu de temps, au-delà de 50 pulsations par minute; il ne tarde pas à retomber à son chiffre normal. La respiration n'est pas modifiée, ni dans son rythme ni dans le nombre des mouvements du thorax.

Cet état est de courte durée. Il se dissipe vite ou lentement suivant les cas; fréquemment, un peu de diarrhée qui succède à la constipation, est l'indice de la guérison prochaine. La maladie dure quelques jours, une semaine au plus.

2° *Forme grave.* — Celle-ci succède à la précédente ou s'établit d'emblée. Elle est caractérisée par les symptômes précités, sensiblement plus accusés. Les coliques sont plus intenses, le ventre est très sensible; on remarque des alternatives de constipation et de diarrhée. Si la terminaison doit être favorable, une sécrétion abondante de sueur se produit souvent vers la fin de la première semaine; les urines, en même temps, deviennent jaunâtres ou roussâtres; elles sont expulsées en grande quantité et le ténesme vésical est amoindri. La torpeur peu à peu se dissipe, l'appétit s'éveille, tout rentre dans l'ordre.

Mais la fin de la première semaine et le commencement de la seconde constituent une sorte de moment critique des plus redoutables. Parfois, en effet, les symptômes s'aggravent avec une extrême vivacité et le malade est rapidement emporté. Le plus souvent, la maladie traîne quelque temps. La torpeur et la prostration augmentent; la bouche, sèche et pâteuse, devient fétide; il y a ténesme rectal et diarrhée ou bien l'anus reste béant et donne issue à une petite quantité d'excréments ramollis et quelquefois sanguinolents; l'urine contient parfois de l'albumine; elle est riche en acides urique et hippurique; souvent elle

présente des caillots sanguins ; elle est d'ailleurs très
fétide. Le sang, enfin, contient toujours les pigments biliaires. Un tel état ne se prolonge guère. La
sensibilité s'éteint, la température extérieure baisse,
des sueurs froides mouillent la peau, le sujet se couche et ne tarde pas à mourir.

La fièvre n'a rien d'exagéré (fig. 8). La température, dans les cas moyens et sans complications, ne
dépasse guère 40° c ; elle s'abaisse plus ou moins
vite.

Le pouls n'est pas sensiblement accéléré ; il est mou
et dépressible. Les mouvements respiratoires, sauf de
rares exceptions, ne sont pas plus nombreux qu'à
l'état normal.

La convalescence est longue.

3° *Complications*. — Au cours des formes abdominales des affections typhoïdes, on voit se présenter des
complications ou des épiphénomènes qui ne sont pas
sans importance.

Nous avons déjà cité les sueurs chaudes et halitueuses et les mictions abondantes qui font présager
le retour prochain à la santé.

Souvent, on voit se produire des œdèmes des parties
génitales, des membres, de la tête même ; ces œdèmes
quelquefois se rejoignent et constituent une véritable
anasarque. Ce sont des signes favorables (L. Lafosse)
qui modifient presque toujours l'intensité et la marche
de la maladie.

L'ophthalmie interne avec hypopyon dans la chambre antérieure de l'œil n'est pas chose rare ; elle simule

la fluxion périodique des yeux par l'ensemble de ses
manifestations ; elle n'est pas sujette à récidive, voilà
en quoi elle diffère cliniquement de la fluxion périodique. Nous ne nions pas qu'il puisse y avoir coïnci-
dence morbide ; mais, comment se fait-il qu'on n'ait
jamais signalé l'ophthalmie interne parmi les complications des autres formes?

Enfin, les formes abdominales peuvent se « compliquer » des formes thoracique et nerveuse de la maladie.

FORME NERVEUSE. — C'est la forme la plus redoutable, soit qu'elle apparaisse seule ou qu'elle se montre
pendant l'évolution de telle autre forme, thoracique
ou abdominale, par exemple. Alors, elle constitue un
signe du plus mauvais pronostic.

Les phénomènes de la période initiale se succèdent
plus vite ; les malades se font remarquer par un état
comateux plus profond, exagéré parfois, troublé de
temps à autre par des grincements de dents, des con-
vulsions de la face, de l'encolure, des grasselets et des
muscles abdominaux. Les sens sont abolis. Il est difficile de faire déplacer le malade. Il passe des heures
entières debout, immobile, la tête appuyée contre le
mur de sa loge. De temps à autre, il s'éveille et le
voilà en proie à un délire et à une agitation inexpri-
mables : il saute dans sa mangeoire, il se précipite
contre les murs de sa loge, il se jette à terre avec
une violence inouïe et, dans tous ces mouvements
désordonnés, il n'est pas rare de voir des fractures se

produire, ou même de voir le sujet se tuer sur le coup.
Ces paroxysmes ont une durée variable (quelques mi-
nutes à une demi-heure et davantage) ; ils constituent
la gravité du mal par leur fréquence, leur durée et
leur intensité. L'état comateux et adynamique qui
leur succède est d'autant plus marqué que l'accès
vertigineux a été plus violent. Un délire intense et
prolongé, ou par accès souvent répétés, entraîne une
mort rapide (du deuxième au sixième jour). L'éloigne-
ment des accès, leur médiocre intensité donnent, au
contraire, quelque espoir de guérison. La maladie est
alors plus lente. La vue et l'ouïe se rétablissent peu à
peu, la torpeur diminue et, vers le quinzième ou vingtième jour, le malade entre en convalescence.

L'état fébrile ne présente rien de bien précis. Le
pouls est petit et serré pendant les accès. La température est peu modifiée et, dans les accès, Zangger l'a vue
descendre à 37° et au-dessous. Nous avons observé
que la température du malade baisse toujours, du moment où la forme typhoïde dont il est atteint, est com-
pliquée de la forme nerveuse. C'est surtout dans les
localisations thoraciques, plus tard compliquées de ver-
tiges, que l'on peut facilement suivre l'abaissement
graduel de la température. Un exemple remarquable
en passant : le thermomètre variait, chez un de nos
malades, entre 39°,8 et 41°,0 ; dès l'apparition des
complications nerveuses la température est tombée à
38°,7 et après le premier accès de vertige, à 37°,5.

La guérison n'est pas toujours parfaite ; l'instinct et
l'intelligence du malade sombrent parfois devant les

assauts répétés des paroxysmes vertigineux. Le sujet reste « immobile. » Il est dans un état manifeste d'hébêtement ; sa sensibilité est diminuée ; ses sens, très émoussés ; et, ce qui frappe le plus, il a une grande tendance à conserver certaines attitudes forcées, instables, qu'il prend de lui-même ou qu'on lui impose. Ajoutons que ce reliquat de la maladie le rend d'une utilisation difficile et souvent dangereuse.

Parfois, la forme nerveuse se caractérise par une torpeur que rien n'éveille ; c'est la forme adynamique par excellence. Elle ne tarde pas à se compléter bientôt par une difficulté extrême des mouvements ; le train postérieur, surtout, est vacillant et sa faiblesse augmente progressivement ; le patient est enfin frappé de paraplégie. Cette forme n'a pas la bruyante manifestation de l'état délirant et vertigineux ; elle est cependant tout aussi redoutable. On la voit souvent compliquer la forme abdominale et, dès son apparition, on peut considérer que le malade entre dans une phase désespérée.

Telles sont les formes ordinaires sous lesquelles se montrent les affections typhoïdes. Chacune d'elles, on a pu le voir, possède une manifestation particulière qui la distingue des autres. Il semble que la période initiale ayant suivi son cours, l'altération primitive a hâte de se fixer sur un organe ; les organes digestifs, les organes respiratoires, les centres nerveux, le système lymphatique même sont isolément atteints, suivant l'idiosyncrasie, sans doute, des différents sujets, qui

expose plus particulièrement aux atteintes du mal leur
partie la plus faible. Et la preuve, c'est que, durant la
même épizootie, dans le même milieu, les diverses
formes se montrent et suivent leurs phases, comme
autant de maladies distinctes. Mais elles procèdent d'une
source commune, car la période initiale est la même,
quelle que soit la manifestation ou la localisation ultérieure. Nous ne saurions trop insister sur ce point.

Cependant, nous devons remarquer qu'il est des
épizooties presque exclusivement caractérisées par une
seule des formes. Dans ces circonstances, les rares
exceptions à l'état régnant ne sont que plus démons-
tratives de la tendance spéciale de la maladie à varier
ses manifestations. On voit, en effet, chez tel sujet qui
subit la maladie sous la forme régnante, se montrer
tout à coup une complication, ou mieux une extension
du mal à un organe jusque-là respecté ; la première
atteinte a été insuffisante pour dominer la prédispo-
sition individuelle et l'affection reprend ou continue
sur un autre appareil. Ou bien, inversement, la maladie typhoïde s'établit d'abord sous une forme quelconque et plus tard se montre avec les caractères propres à la forme dominante du moment (A. Labat, Clinique de l'Ecole vétérinaire de Toulouse, 1878).

Les affections typhoïdes règnent à l'état enzootique
dans beaucoup de contrées. Elles se montrent alors
par cas isolés. C'est dans ces conditions qu'on peut voir,
sur le même individu, l'association de plusieurs formes.
La forme thoracique complique la forme abdominale
et réciproquement ; la forme nerveuse complique les

formes thoracique et abdominale. La forme compliquante ajoute toujours à la gravité de l'état antérieur.

La mortalité est très variable, suivant les épizooties. Il nous semble impossible de l'exprimer, même par un chiffre approximatif.

II. — LÉSIONS.

Lésions générales. — Les cadavres d'animaux ayant succombé aux affections typhoïdes se putréfient très vite. L'état du sang explique ce phénomène.

Au début de la maladie, le sang est peut-être un peu plus riche en fibrine. Plus tard, il s'appauvrit en fibrine, il devient de moins en moins coagulable, ce qui facilite sans contredit les exsudations œdémateuses, les taches, les ecchymoses que l'on rencontre sur le sujet vivant. Dans le cadavre, le sang est noir, poisseux, incoagulé. Les globules rouges sont moins nombreux, au moins à la période d'état et à la période finale de la maladie ; ils sont altérés, crénelés, manifestement en voie de destruction ; ce qui le prouve, c'est la présence dans le sang (sur le vivant) de cristaux d'hématoïdine. Les globules blancs ne paraissent pas, en général, modifiés ni de forme ni de nombre. Le sérum sanguin contient la matière colorante de la bile et les pigments biliaires, ainsi que nous l'avons déjà dit. Enfin, on peut considérer comme constante la présence dans le sang, au moment de la mort, de bâtonnets et de bactériens ; mais leur valeur étiologique est absolument problématique. Le cœur est ramolli, augmenté de volume, marbré de taches ecchymotiques à la surface, dans l'épaisseur, sur l'endocarde. Les cavités cardiaques contiennent du sang noir et incoagulé ou des grumeaux sanguins molasses, quelquefois des caillots qui ont pu se former *ante mortem* et qui se prolongent dans les gros vaisseaux. Le péricarde est aussi parsemé de pétéchies. Parfois il contient une grande quantité de sérosité rougeâtre. Les vaisseaux sont remplis de sang noir et sirupeux. Les capillaires sont déchirés en bien des points.

Dans le tissu conjonctif sous-cutané, on rencontre les œdèmes plus haut signalés, quelquefois des phlegmons, enfin des infiltrations séreuses et sanguines partout où le tissu est lâche et abondant. La face interne de la peau présente de nombreux points hémorrhagiques.

Les muscles sont pâles, infiltrés, ramollis, friables, quelques-uns couverts de points ecchymotiques; d'autres, de pétéchies plus étendues et quelquefois de foyers hémorrhagiques qui désorganisent complètement le muscle. Les fibres sont en voie de dégénérescence granulo-graisseuse. On a parfois signalé sur quelques muscles la dégénérescence cireuse de Zenker.

Les séreuses articulaires et tendineuses sont quelquefois altérées; elles sont congestionnées et contiennent dans leur cavité de la sérosité sanguinolente.

Lésions de la forme adéno-catarrhale. — Ce sont surtout les lésions du coryza, de la laryngite, de la pharyngite, que l'on constate : hypérémie et catarrhe des muqueuses pituitaire, laryngienne et pharyn-

gienne, avec infiltration sous-muqueuse plus ou moins
considérable, et pétéchies nombreuses. Quelquefois,
on rencontre de petites plaies, d'apparence ulcéreuse,
qui proviennent des taches pétéchiales qui se sont
mortifiées. Si l'état congestif a été violent, la muqueuse est gangrenée par places. Il y a une remarquable turgescence des glandes et des follicules de la
muqueuse pharyngienne. Ceux-ci, très gonflés, ont
leur ouverture dilatée et, comme le bord de l'ouverture
est plus ou moins congestionné et privé de son épithélium, on croirait au premier abord à des ulcérations
bien marquées. La muqueuse buccale est également
hypérémiée et ses glandules, hypertrophiées comme
celles du pharynx, sont converties parfois en petites
plaies irrégulières.

Ces lésions se rencontrent dans la muqueuse des
poches gutturales.

Les ganglions lymphatiques de l'auge sont toujours
altérés; ils sont volumineux, congestionnés, infiltrés,
ou présentent de véritables abcès. A ces abcès gan-
glionnaires, il faut joindre ceux qui se forment fréquemment à la région parotidienne et pharyngienne,
ou à telle autre partie du corps.

Lésions thoraciques. — La muqueuse trachéale et
bronchique est épaissie, maculée de suffusions sanguines; elle est couverte de mucus sanguinolent; le
tissu sous-muqueux est infiltré; enfin, les suffusions
sanguines et les pétéchies peuvent donner naissance à
de petites plaies.

Les poumons offrent des lésions souvent très étendues. Ils sont criblés, à la surface et dans la masse du tissu, de marbrures rouges ou noires, pétéchies ou taches apoplectiques. De la coupe s'écoule un sang noirâtre, poisseux, spumeux. Certains points sont plus ou moins fortement congestionnés et œdémateux au pourtour. Certains autres, plus denses, sont splénisés. C'est au milieu de ces noyaux splénisés que l'on trouve des cavités produites par la fonte gangréneuse du tissu. Ces cavernes peuvent communiquer ou non avec les bronches.

La plèvre est congestionnée, infiltrée, ecchymosée. Elle contient toujours une quantité appréciable d'un liquide trouble, roussâtre. Parfois, elle est couverte de fausses membranes. Le péricarde présente souvent aussi des lésions de même ordre.

Enfin, nous avons constaté de la pneumonie lobaire, fibrineuse, avec hépatisation bien caractérisée et même de la suppuration.

Lésions des organes digestifs et abdominaux. — Le péritoine contient toujours une certaine quantité de liquide sanguinolent. Il est injecté et infiltré ainsi que le tissu conjonctif sous-séreux. Il est ecchymosé, surtout dans les portions viscérales qui recouvrent l'estomac et l'intestin. L'épiploon et le mésentère offrent des lésions analogues ; leurs taches ecchymotiques ont souvent des dimensions énormes.

L'estomac, vide d'aliments, est tantôt revenu sur lui-même, tantôt distendu par des gaz. Sa muqueuse, maculée de plaques hémorragiques, est surtout épaissie au voisinage du pylore. Là, les glandules ont subi une infiltration qui les rend plus apparents; ils s'enflamment quelquefois. Quelques plaques hémorrhagiques donnent naissance parfois à des plaies rougeâtres.

L'intestin grêle est, comme l'estomac, vide d'aliments sinon de gaz. Il a très souvent, vu extérieurement, l'apparence d'un chapelet. La muqueuse est recouverte d'un mucus épais, puriforme; elle est injectée, infiltrée de sérosité par places. L'infiltration se fait surtout dans le tissu conjonctif sous-muqueux. Des pétéchies, des hémorrhagies en arborisation ou en plaques, sont répandues irrégulièrement à la surface. Les lésions les plus frappantes siègent sur les glandules et les follicules clos, solitaires ou agminés, de la muqueuse. Ceux-ci, quelle que soit leur situation, peuvent être lésés en nombre plus ou moins grand. La lésion, d'âge différent suivant le follicule examiné, est toujours de même ordre. Le follicule est, en effet, turgescent et saillant; sa cavité est agrandie et tout son pourtour est infiltré, congestionné, rougi et souvent dépourvu d'épithélium; l'aspect d'une ulcération est assez bien représenté, mais il n'y a seulement que l'aspect. Si les follicules sont agminés, l'ensemble de la lésion tranche par sa couleur sur le fond grisâtre de l'intestin et d'autant plus que la plaque de Peyer est plus saillante. La maladie, malgré sa violence et quoique sous la forme abdominale, ne présente jamais d'autres lésions. De quelque façon qu'on étudie les plaques de Peyer, on n'y voit pas autre chose que leur infiltration, leur congestion, ou même leur inflammation qui les colore et les met en relief à

la surface de la muqueuse intestinale; les follicules
sont plus ouverts, sécrètent davantage, l'hypérémie
les borde de rouge ou de noir, et c'est tout, absolument tout.

Le cœcum, le colon, le rectum présentent des désordres analogues : épaississement et infiltration de la
muqueuse, pétéchies plus ou moins larges avec ou sans
mortification consécutive, hypérémie des glandes et
mucus grisâtre visqueux, fétide surtout dans les der-
nières portions.

Les ganglions mésentériques sont hypérémiés et
ramollis. Le foie est toujours malade. Il est augmenté
de volume et son poids peut dépasser quatre fois le
poids normal. Le tissu est jaune, friable, parsemé de
points hémorrhagiques. Les cellules hépatiques sont
plus ou moins frappées de dégénérescence graisseuse.

La rate n'est pas toujours malade. Parfois elle est
gonflée et criblée de foyers hémorrhagiques.

Les reins sont quelquefois volumineux, hypérémiés
et ramollis. Ils présentent des pétéchies, des foyers
hémorrhagiques et même des foyers purulents.

Les muqueuses vésicale et utérine présentent les
altérations déjà signalées pour les autres muqueuses.

Lésions cérébro-spinales. — Elles sont loin d'être
essentielles ou même constantes. On remarque l'injection de l'encéphale, de la moelle, et la turgescence des
plexus choroïdes. Il y a souvent une stase manifeste
dans les vaisseaux de l'arachnoïde et de la pie-mère,
ou même des exsudats inflammatoires sur l'arachnoïde.
L'œdème cérébral est de règle avec ces lésions; il peut

se compléter par un épanchement séro-sanguinolent dans les ventricules. Sur les cordons nerveux, on ne constate autre chose que l'injection du névrilème.

Complications. — A ces désordres, il faut ajouter les complications telles qu'œdèmes, abcès, lésions oculaires, éruptions exanthémateuses ou pustuleuses du côté de la peau.

L'énumération des lésions, telle qu'elle vient d'être faite, appareil par appareil, est bien l'expression exacte des faits cliniques. Les lésions se montrent aux points que la maladie a frappés et, par conséquent, en rapport avec la forme qu'elle a affectée. Il n'y a pas, en effet, de lésion pathognomonique univoque et constante. Cependant, les lésions ont toutes la même origine : une congestion passive. Tous les organes lésés le sont de la même façon : le sang y stagne et imprègne le tissu ; des suffusions sanguines et des hémorrhagies se produisent, qui peuvent entraîner la mortification des tissus par arrêt de la circulation sanguine et engendrer quelquefois, de la sorte, des plaies plus ou moins ulcéreuses.

Le mode de production des lésions et les manifestations symptomatiques font que la maladie reste *une*, en dépit des localisations différentes qu'elle peut présenter.

III. — CAUSES.

Les causes des affections typhoïdes sont mal connues. Toutes celles que l'on a invoquées paraissent avoir une influence tout au plus prédisposante.

Le chaud, le froid, le sec et l'humide, sont des influences causales tour à tour admises et repoussées. On accuse généralement les variations brusques de température et le passage subit de la sécheresse à l'humidité. Les vents régnants ou accidentels sont sans influence appréciable. Nous pensons la même chose des saisons ; car nous avons vu la maladie en tout temps. Quelques personnes affirment que les épizooties sévissent en automne avec plus d'énergie, surtout si l'été précédent a été chaud et sec (Salle); d'autres, que les hivers tièdes et humides en favorisent l'éclosion ; d'autres pensent que les climats ou les localités humides se trouvent dans le même cas. Toutes ces assertions ont un fond commun, savoir : l'humidité et la température douce, conditions qui hâtent puissamment les décompositions organiques.

L'acclimatement est, sans contredit, une condition favorable au développement des maladies typhoïdes. En effet, le changement subit d'habitudes, de milieu, d'alimentation même, influencent plus ou moins vivement le sujet et le rendent plus apte à recevoir l'action des causes morbides pendant tout le temps qu'il met à s'accommoder à son nouvel état. C'est évidemment par le changement brusque de milieu, qu'il faut expliquer l'action prédisposante des émigrations, du transport rapide (par chemin de fer) d'une localité à une autre.

Le travail excessif, l'alimentation insuffisante ou de mauvaise qualité sont des causes d'anémie et comme telles prédisposantes à un nombre infini d'affections et non spécialement aux maladies typhoïdes.

La préparation à la vente consiste trop souvent à engraisser un cheval et à le laisser dans un repos absolu. La mise au travail est d'autant plus difficile et pénible pour lui ; c'est une période redoutable qu'il doit passer ; la fatigue et le surmenage, s'il n'est pas entraîné méthodiquement, le rendent débile et en temps d'épizootie typhoïde, plus que tout autre, il est prédisposé à la maladie.

L'encombrement, les logements trop étroits, insalubres, jouent un rôle considérable comme conditions favorables à la propagation du mal. Chacun sait que les affections typhoïdes s'aggravent dans les écuries mal aérées et mal tenues, et qu'il suffit souvent d'évacuer le local et de placer les chevaux en plein air, pour voir la maladie diminuer vite et cesser.

L'âge est une cause prédisposante universellement admise. D'une façon générale, on peut dire que les affections typhoïdes sévissent avec le plus d'énergie et de fréquence sur les jeunes chevaux. Mais, les cas sont loin d'être rares où des chevaux âgés sont aussi atteints de la maladie. Lorsqu'elle se développe dans une écurie nombreuse, elle frappe sans distinction d'âge et en commençant par les voisins du premier malade. Nous pensons que si les affections typhoïdes sévissent sur des animaux jeunes (de 3 à 6 ans), c'est moins à cause de l'âge seulement qu'à raison des autres circonstances qui agissent en même temps et qui les affaiblissent, savoir : dressage, mise au travail, changement de milieu par la vente, etc. N'est-ce

pas chez les chevaux neufs que l'on voit se développer la maladie de préférence, peu après leur arrivée
au dépôt de remontes, au régiment, dans la grande
administration où ils commenceront immédiatement
leur service.

Mais toutes les causes qui précèdent ne sauraient
avoir une valeur très précise. L'état général si nettement accusé, la marche et l'évolution de la maladie ne
peuvent être sous la dépendance de causes aussi vagues et souvent aussi contradictoires. Tout au plus sont ·
elles auxiliaires de ce quelque chose d'inconnu qui les
domine et que nous ne saurions autrement exprimer
que par le mot « germe » de la maladie.

Celle-ci est donc contagieuse? On le conteste et
nous, comme d'autres, avons longtemps pensé qu'il n'y
avait pas contagion véritable. Nous assistions au développement de la maladie sur un plus ou moins grand
nombre de sujets à la fois, mais l'idée de contagion ne
se détachait pas évidente, car tous ces sujets étaient
soumis à des conditions identiques de milieu, de travail, d'alimentation, etc. La même cause qui avait fait
éclore la maladie sur le premier, avait pu agir sur les
autres et, un peu plus tôt, un peu plus tard, produire
sur eux les mêmes effets. En outre, nous constations
qu'aucun sujet étranger n'avait été introduit parmi
ceux qui en devenaient victimes; la maladie semblait
naître de toutes pièces, sans le concours d'aucune
cause appréciable. Enfin, n'avions-nous pas inutile-
ment tenté la transmission expérimentale de la mala-

die? — Nous nous étions arrêté à une sorte d'empoisonnement septique dont les éléments étaient produits
par les malades, mais ces éléments toxiques n'avaient
pas, pensions-nous, la faculté d'infecter les sujets
sains directement et sans transformations préalables.
Nous avions fini par donner un corps à l'hypothèse de
M. Lafosse, qui considère la maladie comme provenant
d'un germe organique qui accomplirait chez le cheval
une des phases de son existence, et les autres phases
hors du cheval, et sous des conditions indétermi-
nées, où il attendrait les circonstances propices pour
pénétrer de nouveau chez le cheval et engendrer la
maladie.

Mais, n'est-ce pas se payer de mots? Nous sommes
devenu contagioniste et nous nous inclinons devant
les faits. L'idée seule d'un « contage » peut éclairer
l'étiologie des affections typhoïdes. Son existence ne
nous paraît pas douteuse bien qu'on n'ait pu l'isoler
jusqu'ici.

Des observations nombreuses démontrent le développement et la propagation de la maladie par l'arrivée,
au milieu d'animaux bien portants, d'un sujet malade
ou provenant d'un endroit infecté. A Châtillon, la
maladie est importée par des chevaux qui l'avaient
contractée au Tattersal de Paris. Dans beaucoup de
régiments, la maladie s'est montrée après l'arrivée de
chevaux provenant de dépôts de remontes où elle régnait. A Libourne, ce sont des chevaux de Saint-Jean-
d'Angély qui la provoquent. A Lyon, au 4e cuirassiers,
c'est un cheval qui venait de Caen. A Bourges, en

1866, la maladie était inconnue. Elle se répandit
des chevaux de la garnison à ceux de toute la région.
Les écuries des quartiers étant insuffisantes, on occupa
quelques auberges dans les faubourgs. Le jour du
marché, les écuries de ces auberges étaient évacuées
et livrées aux chevaux des gens des environs. Or, ces
chevaux contractèrent la maladie typhoïde et nul
doute qu'ils n'en aient pris le germe pendant leur
séjour dans les locaux précédemment occupés par les
chevaux de l'armée. Plus près de nous, en 1881,
M. Signol exposait à la Société centrale de Médecine
vétérinaire de Paris, comment l'affection typhoïde
s'était montrée dans le dépôt (de la Compagnie des
Omnibus) de la rue d'Ulm, par suite du transport dans
ce dépôt, de chevaux provenant de celui de Clichy où
régnait la maladie depuis longtemps. Nous pourrions
multiplier les exemples. Ceux-ci nous paraissent suffi-
sants pour démontrer que la maladie est transmissible de cheval à cheval, c'est-à-dire qu'il y a contagion.

Malheureusement, l'élément de la contagion reste
inconnu. Pendant les épizooties qui ont sévi à Toulouse
en 1878 et en 1881, nous avons tenté beaucoup d'inoculations au lapin et au cheval même, avec de la sérosité et du sang retirés sur des sujets atteints de la
maladie. Quoique le sang contienne des proto-organis-
mes auxquels on aurait pu croire quelque propriété
typhogène, notre insuccès a été constant ; c'est pourquoi nous avons gardé le silence sur nos expériences.
Avant nous, et depuis, d'autres tentatives ont eu lieu.

Nous citerons celles de MM. les professeurs Galtier,
Nocard, Arloing, bien qu'ils n'aient rien obtenu non
plus par l'inoculation du sang. M. Nocard a varié ses
inoculations sur le lapin, le chien, l'âne et le cheval.
M. Arloing a inoculé sans succès le sang par le tissu
conjonctif, par injection intra-veineuse, par injection
dans la trachée et dans le tube digestif. Des lésions intestinales d'un sujet mort de la maladie typhoïde sous la
forme abdominale, ont été inoculées tout aussi inutile-
ment à des lapins. M. Pasteur a cultivé un microbe
recueilli dans le jetage d'un cheval mort de la fièvre
typhoïde, mais il n'a pu reproduire cette affection.
A-t-on donc cherché le « germe » où il n'est pas? Ou
bien, l'ayant trouvé, s'est-on placé dans de mauvaises
conditions expérimentales? M. le secrétaire-général de
la Société centrale de Médecine vétérinaire de Paris
signalait dernièrement à ses collègues, l'un des mémoires
envoyés pour le concours de pathologie, lequel mémoire
était consacré à démontrer l'inoculabilité de la maladie
typhoïde sous la forme abdominale. Il faut prendre,
dit l'auteur, la matière inoculable sur les crottins frais
(mucus et fausses-membranes) d'animaux atteints de
fièvre typhoïde abdominale, au plus fort de la fièvre.
Choisir comme sujets d'expérience, des chevaux de
4 à 5 ans. La voie est ouverte. Cherchons.

Le germe des affections typhoïdes est inconnu et à
plus forte raison son siège. Quant à son mode de propagation, quelques observations peuvent en donner
une idée. La cohabitation est un des moyens les plus
puissants. Les germes, en effet, pourraient s'accumuler

dans l'atmosphère du local occupé par les sujets malades et infecter de la sorte les animaux, comme le pense M. Salle. M. Salle a condensé la vapeur d'une écurie habitée par des typhiques et, par l'inoculation du liquide obtenu, il dit avoir fait développer la maladie. Que le sujet inoculé ait été rendu malade, nous le croyons sans peine, mais qu'il ait présenté une forme quelconque des affections typhoïdes, nous voulons, pour le croire, que l'épreuve soit répétée. Ce qui est plus évident, c'est qu'une écurie qui a été occupée par des malades reste infectée et des sujets sains peuvent prendre le mal en y séjournant ; nous en avons fourni la preuve. On conçoit, en effet, que les murs, les séparations des stalles, le sol, les fumiers, etc., aient pu conserver les germes et les transmettre aux nouveaux venus. Les fumiers, notamment, doivent être accusés à bon droit (H. Bouley). On a vu la maladie se montrer dans des fermes qui recevaient des fumiers provenant d'écuries où régnait la fièvre typhoïde. Les excréments des malades seraient donc (dans la forme abdominale?) les véhicules des germes.

Nous pensons que les affections typhoïdes se transmettent par les voies respiratoires, grâce au milieu infecté. Nous pensons également qu'elles se transmettent par les voies digestives, grâce aux aliments souillés par le virus typhique. Nous ne pouvons pas avancer toutefois d'observation positive de ces modes de propagation.

Les affections typhoïdes se montrent aujourd'hui très fréquemment. Elles évoluent comme de véritables maladies sporadiques et souvent avec une bénignité extrême. Sous la forme épizootique, elles sont loin d'être toujours redoutables. Quelquefois elles occupent un pays restreint et ne tardent pas à s'éteindre. Mais, souvent, elles gagnent de proche en proche et parcourent d'énormes distances. C'est ainsi qu'on a vu, en 1824, la maladie née en Lithuanie, ravager successivement la Suède et la Norwège, le Danemark, l'Allemagne, la France et la Péninsule Ibérique.

Une épizootie de quelque intensité fait toujours beaucoup de victimes au début ; plus tard, elle semble s'affaiblir, ou peut-être les sujets, plus habitués à l'état régnant, sont moins prédisposés à son action ; toujours est-il que la mortalité diminue sensiblement, puis elle cesse complètement et la maladie a passé. On a bien souvent remarqué des recrudescences au moment où la maladie était en pleine voie d'apaisement. Quelquefois, la cause échappe ; mais, quelquefois aussi, on ne peut s'empêcher de rapprocher le retour d'acuité du mal de certains changements atmosphériques (humidité) ou de mauvaises conditions hygiéniques qui se sont établies.

Une première atteinte ne confère pas d'immunité durable. Nous pourrions citer, entre autres exemples, un cheval âgé qui nous a récemment présenté une forme légère de la maladie et qui avait été atteint plus vivement en 1881 et en 1878.

TROISIÈME PARTIE

Comparaison
de la fièvre typhoïde de l'Homme avec les affections typhoïdes des Solipèdes.

Beaucoup de personnes admettent qu'une maladie analogue à la fièvre typhoïde de l'homme s'observe chez plusieurs animaux : cheval, âne, lapins, lièvre (Griesinger, Jaccoud), chien (Bruchmüller, Rœll), chat (Serres), porc (Falke, Gamgee). Cette opinion est erronée et c'est par un abus de langage qu'on a pu qualifier de typhoïdes certaines maladies des carnassiers (maladies dites du jeune âge), du porc (rouget ou érysipèle contagieux), du bœuf (peste bovine?), etc.

Les solipèdes seuls et, parmi eux, le cheval presque exclusivement, offrent les différentes formes des affections typhoïdes. Rapprocher la maladie de l'homme et celle du cheval semble tout naturel et la même appellation, aujourd'hui consacrée par l'usage, préjugeant la nature du mal, exprime des rapports plus intimes qu'ils ne sont en réalité. Faut-il voir une seule et même maladie, ou bien deux maladies distinctes? Les opinions sont partagées.

Les détails qui précèdent vont nous permettre une

comparaison des deux maladies et montrer, sous leur
vrai jour, les points de ressemblance et les différences
qu'elles ont entre elles.

I. — COMPARAISON DES CAUSES.

D'abord nous avons affaire à deux affections contagieuses. A ce titre, nous devons examiner le contage
et les conditions favorables à sa dissémination.

Pendant longtemps, ce sont celles-ci que nous regar-
dons maintenant comme causes auxiliaires ou prédisposantes, qui ont tenu la place de l'étiologie tout
entière. On a pu voir que leur rôle consiste à modifier
l'économie pour la rendre apte à recevoir favorablement le contage. Nous les retrouverons identiques pour
l'une et l'autre maladie.

L'alimentation insuffisante ou de mauvaise qualité,
le travail excessif, ajoutons pour l'homme les impres-
sions morales tristes, sont des causes débilitantes de
premier ordre.

L'encombrement et la misère, l'insalubrité des logements favorisent l'éclosion de la fièvre typhoïde chez
l'homme. C'est sur les grandes agglomérations de chevaux, dans les écuries étroites et mal aérées, que se
montrent redoutables les affections typhoïdes. Dans
l'un et l'autre cas, il suffit souvent du cantonnement
au grand air, pour voir le mal cesser.

Les médecins sont tous d'accord sur les dangers de
l'acclimatement. Le nouveau venu dans les grands
centres ou sous les drapeaux, surpris tout à coup par

des conditions nouvelles de vie, d'habitudes, etc., est plus facilement atteint par les causes morbides qui restent sans effets notables, sur les personnes avec qui il vit. De même pour le cheval ; on peut le remarquer dans les régiments surtout. C'est peu après son arrivée au corps, que le cheval neuf a chance de tomber malade.

Les conditions individuelles d'âge, de tempérament, de constitution, etc., sont à peu près les mêmes aussi. L'homme est prédisposé à la fièvre typhoïde surtout pendant l'adolescence. Les vétérinaires ont remarqué que le cheval est plus fréquemment atteint par les affections typhoïdes, de 3 à 6 ans. Mais, en dehors de cette période, plus souvent peut-être que chez l'homme, on voit, chez lui, reparaître la maladie. Les récidives sont rares chez l'homme ; elles sont fréquentes chez le cheval qui ne garde pas d'immunité bien appréciable, après une première atteinte. Jaccoud dit que les personnes fortes et saines sont plus prédisposées à la maladie. Ne voudrait-il pas parler des personnes grasses et obèses, apathiques, véritablement appauvries au point de vue physiologique et qui n'ont que l'apparence de la santé. Nous aimerions mieux cette façon de voir qui concorderait, soit dit en passant, avec l'opinion de Grisolle. Il est évident que ces personnes ne sont pas à même d'offrir une bien grande résistance aux causes réelles du mal. Ne voit-on pas le pendant, à cet état, dans l'embonpoint inutile et l'énergie factice que l'on donne au cheval, par les pratiques de la préparation à la vente ? Nous en avons dit les inconvénients.

Les variations brusques de température, l'influence
de la sécheresse et de l'humidité sont encore des causes
générales communes qui se font sentir sur l'individu;
elles ont, en même temps, une action certainement
considérable sur la nappe d'eau souterraine et, par
conséquent, sur les modifications que celle-ci favorise
ou contrarie parmi les détritus organiques et les germes de toute espèce qui pullulent dans le sol.

Si l'on connaît à peu près les causes prédisposantes
de la fièvre typhoïde de l'homme et des affections
typhoïdes des solipèdes, on n'en saurait dire autant
de la cause réelle.

On a pu voir dans les développements qui précèdent,
que médecins et vétérinaires, chacun en ce qui le
concerne, sont peu fixés sur la nature intime de ces maladies. Se trouve-t-on en présence d'une infection toxi-
que ou d'une maladie procédant de microbes? Toute la
question est là. L'économie animale capable d'élaborer
elle-même le poison qui doit l'infecter, est une concep-
tion soutenue avec beaucoup de talent et admise par
un petit nombre. Ces cas de spontanéité nous inspirent
les plus grands doutes, devant les facilités si grandes
de la contagion, devant la résistance vitale et l'iné-
puisable fécondité des microbes. Mais, sur ce terrain,
quelle circonspection ne doit-on pas avoir. On a trouvé
des organismes inférieurs en grand nombre, chez
l'homme aussi bien que chez le cheval. Quelques-uns
même d'entre eux paraissent avoir des rapports étio-
logiques marqués avec les maladies typhoïdes. Cependant, il ne suffit pas, pour démontrer ces rapports, de

rencontrer les microbes. Il faudrait pouvoir les isoler, les cultiver, et assister à l'évolution de la maladie qu'ils sont censés engendrer. Or, les inoculations et les expériences n'ont pas donné les résultats démonstratifs que l'on se croyait en droit d'attendre. Lorsqu'il s'agit de la fièvre typhoïde de l'homme, on peut objecter avec quelque raison que les inoculations ont été faites à des animaux inaptes à recevoir et à multiplier le microbe typhogène, car les sujets d'expérience n'ont jamais présenté la lésion caractéristique de la maladie humaine. Pour le cheval, les essais ont été variés de toutes les façons quant aux procédés, quant aux substances inoculées et quant aux sujets d'expérience, toujours avec le même insuccès. Un seul expérimentateur, dont nous avons déjà parlé (p. 59), affirme que la forme abdominale des affections typhoïdes est transmissible par inoculation de cheval à cheval.

Le microbe ou les microbes restent donc cachés ; mais tout prouve leur existence. Les matières fécales de l'homme typhoïde sont considérées comme le produit le plus riche en éléments contagieux. C'est elles qui, souillant les puits et autres réservoirs d'eau potable, provoquent souvent des épidémies. Comme cela ressemble à l'apparition des formes typhoïdes dans des fermes, à la suite de transports de fumier provenant d'écuries où sévissait la maladie.

Nous pourrions prolonger encore les citations et les rapprochements. A quoi cela servirait-il ? n'est-il pas suffisamment démontré que les mêmes conditions semblent présider au développement de la fièvre typhoïde

de l'homme et des affections typhoïdes des solipèdes ?
Mêmes conditions, c'est vrai, mais purement auxiliaires, prédisposantes, incapables par elles-mêmes d'engendrer le mal. Qui donc oserait dire aujourd'hui que
la fièvre typhoïde naît d'une mauvaise alimentation,
d'un travail excessif, du chaud ou du froid, etc. ? Tout
le monde est d'accord pour reconnaître que ces conditions n'ont d'autre pouvoir que celui de façonner
l'économie dans un sens déterminé, et de la rendre
propre à recevoir l'action des causes déterminantes de
la maladie. Si donc de par l'effet de ces causes auxiliaires,
il y a ressemblance, entre la maladie de l'homme et
celle du cheval, la ressemblance est des moins caractéristiques, car ces causes sont communes à une foule
d'autres maladies. Si la cause intime, déterminante,
était connue, on aurait un point de comparaison bien
autrement puissant. Il fait défaut, puisqu'on n'a pu
reproduire expérimentalement ni la fièvre typhoïde de
l'homme, ni les affections typhoïdes des solipèdes.

Cette question, lorsqu'elle sera résolue, entraînera
l'identité ou la dissemblance du ou des microbes de ces
affections. En attendant, on est réduit au rapprochement
vague et incertain que l'on peut déduire de causes se-
condaires.

Les mêmes microbes, en tous les cas, ne paraissent
pas produire la maladie de l'homme et celle du cheval.
Il n'y a pas, en effet, d'observation précise des deux
affections régnant simultanément sur les hommes et les
chevaux dans une même localité. Les très rares cas,
timidement avancés, où la maladie a régné à la fois

sur les hommes et les chevaux d'un régiment, ne sont pas discutables, car toujours on arrive à préciser que les deux maladies ne proviennent pas de la même source et qu'elles suivent leurs phases, indépendantes l'une de l'autre. Enfin, on aurait vu quelque homme, parmi ceux qui donnent les soins aux chevaux malades, atteint à son tour de la fièvre typhoïde. Nul fait de ce genre n'a été signalé.

II. — COMPARAISON DES SYMPTOMES.

Les symptômes de la fièvre typhoïde de l'homme et des affections typhoïdes des solipèdes procèdent de la plupart des appareils organiques. Rien n'est facile comme la comparaison des symptômes considérés appareil par appareil ; on est frappé par leur analogie et l'on est tenté de rapporter au tout, les conclusions que l'on vient de prendre en observant chaque partie. Sans doute, on est obligé de convenir que le début du mal se ressemble beaucoup dans les deux cas, que les signes fournis par les organes digestifs et respiratoires, par les centres nerveux, etc., sont à peu près de même ordre. Mais ces éléments divers s'agencent différemment pour constituer la maladie chez l'homme et chez les solipèdes, de sorte que les analogies frappantes, si l'on ne regarde que les détails, deviennent moins nettes et moins précises, quand on embrasse l'ensemble.

On n'a qu'à parcourir l'exposé symptomatique ci-dessus pour s'assurer que les signes fournis par

les organes digestifs et abdominaux, chez l'homme,
tels qu'inappétence, diarrhée, douleur du ventre,
caractères de l'urine, etc., se trouvent assez exacte-
ments reproduits dans la forme abdominale des
affections typhoïdes chez le cheval ; que la dyspnée,
la toux, les expectorations, les râles thoraciques engen-
drés par les lésions pulmonaires, chez l'homme, sont
semblables aux manifestations de la forme thoracique
de la maladie du cheval ; que les symptômes nerveux,
coma ou délire, abolition des sens, constants chez
l'homme, se font remarquer chez le cheval, notamment
dans la forme nerveuse de la maladie. Il n'est pas jusqu'aux taches rosées, ombrées, ardoisées ou pétéchiales
de la peau de l'homme, qui ne puissent trouver leurs
pareilles dans les pétéchies des muqueuses (surtout de
la conjonctive) et les éruptions exanthématiques signalées pour le cheval. Chez l'un et chez l'autre, la convalescence est parfois annoncée par des crises qui se
traduisent par des sueurs halitueuses ou par des urines
claires et abondantes. Et le début de la maladie, comment le décrire sans employer les mêmes expressions ?
Diminution de l'appétit et des forces, abattement et
tristesse, frissons, parfois de la diarrhée ou des épistaxis, etc. La maladie guérie, on voit persister quelquefois, chez l'homme, des troubles de la parole, un
affaiblissement des sens, de la mémoire et de l'intelligence. Chez le cheval, il en est de même ; celui-ci
reste souvent « immobile. » Tout semble indiquer une
analogie évidente et l'on pourrait, sans trop d'incon-
séquence, avancer que la maladie de l'homme résume

dans ses manifestations symptomatiques les différentes formes que prend la maladie des solipèdes.

Mais, comme nous le disions tout à l'heure, l'examen fait dans ces conditions, ne tient point compte du groupement de ces divers symptômes, pas plus que de la marche des deux maladies. Or, ce sont là des points capitaux et dont l'importance ne saurait échapper à personne. Qu'importe, en effet, que les manifestations symptomatiques de chaque appareil pris isolément, soient les mêmes, si, par leur combinaison, elles constituent des types morbides différents. Et c'est ce qui se produit.

La fièvre typhoïde de l'homme est une maladie fébrile à cycle parfaitement défini. Sa marche est régulière, constante. La courbe des températures donne une idée suffisamment exacte de l'état morbide à ses diverses périodes, comme nous l'avons déjà montré (fig. 4).

Les affections typhoïdes des solipèdes ne présentent rien de pareil. Les caractères fébriles sont des moins positifs. La comparaison des courbes thermiques obtenues chez l'homme et le cheval n'est guère possible, car elles ne se ressemblent pas. Il suffit, pour s'en convaincre, de jeter les yeux sur les graphiques ci-dessus. Quel est celui qui indique, chez le cheval, ces oscillations graduellement ascendantes, puis stables, puis descendantes, si caractéristiques de la fièvre typhoïde humaine? Quel est celui qui indique les rémissions constantes et régulières du matin? Au contraire, nous voyons les rémissions tantôt vespérales tantôt matinales. La régularité de la marche de la température, observée chez l'homme, est inconnue en vétérinaire. Seul, Schmidt a publié une courbe dont les oscillations se succèdent régulièrement ascendantes au début, sta- tionnaires à la période d'état, et descendantes à la période de déclin, avec rémissions matinales constan- tes. Si on rapproche les courbes de Wunderlich et de Schmidt (fig. 1 et 5), on constate une analogie saisis- sante. Mais c'est un indice trompeur, car on ne peut comparer la courbe ordinaire que donne la maladie de l'homme, à une courbe, une seule, exceptionnellement obtenue chez le cheval. Nous ne saurions donc admettre l'analogie que la comparaison semble indiquer.

La fièvre typhoïde de l'homme, passée la période de début, présente d'abord les symptômes fournis par les organes digestifs et abdominaux ; un peu plus tard, vers le milieu de la seconde semaine, apparaissent les troubles pulmonaires, et, à peu près vers le même temps, s'accentuent les phénomènes nerveux. Cette succession est régulière. Suivant la prédominance de l'un de ces groupes de symptômes sur les autres, la maladie affecte l'une des formes (abdominale, pulmo- naire ou nerveuse) que nous avons signalées.

Les affections typhoïdes des solipèdes ne se condui- sent pas ainsi. Elles débutent par une période initiale très caractéristique, toujours la même, quelle que soit la localisation prochaine de la maladie. Celle-ci, en effet, ne tarde pas à se montrer sous les formes adéno- catarrhale, thoracique, abdominale ou nerveuse. Cha- cune de ces formes existe isolément, c'est-à-dire que le sujet atteint de la forme adéno-catarrhale, par exem-

ple, peut ne présenter aucun signe de dérangement
des organes thoraciques, abdominaux ou nerveux ;
et de même pour les autres cas. Ce qui les distingue
notablement des « formes » de la fièvre typhoïde
humaine, qui sont constituées non par des symptômes
dérivant uniquement d'un appareil ou d'un système,
mais par la prédominance des symptômes de cet appareil ou de ce système, sur les autres symptômes plus
ou moins accusés fournis par les autres organes. Chez
l'homme, chaque appareil fournit son contingent de
symptômes. Chez le cheval, un seul appareil peut être
affecté. Mais les formes distinctes de la maladie des
solipèdes ont une souche commune, comme le démontre leur période initiale toujours caractérisée de la
même façon, comme le démontre encore l'existence
de formes différentes pendant la même épizootie et,
ce qui est plus concluant, l'évolution successive ou à
la fois, sur le même sujet, de plusieurs formes
typhoïdes.

Comparer la roséole typhoïde de l'homme aux
éruptions pustuleuses que l'on a parfois signalées chez
le cheval, est chose discutable. Nous avons tout lieu
de croire, en effet, que ces éruptions pustuleuses du
cheval, étant données les circonstances et les cas
où elles se développent, pourraient bien être du horse-
pox ; c'est assez dire que, par leur nature, elles n'ont
rien d'analogue avec les taches rosées humaines.

Les abcès et les gangrènes que l'on voit chez
l'homme pendant la convalescence ne sont pas com-
parables aux abcès de la forme adéno-catarrhale du

— 73 —

cheval. Ces phénomènes sont d'ordre très différent ; ils n'ont pas la même origine tant s'en faut, et ils ne se produisent pas dans les mêmes circonstances.

Les deux maladies sont contagieuses. Autant de sujets atteints, autant de foyers d'où la maladie peut se répandre. L'une et l'autre affection règnent à l'état permanent et, de temps à autre, par un accroissement rapide du nombre des malades, elles s'établissent sous la forme épidémique et épizootique. Quelque grande extension que prenne la fièvre typhoïde de l'homme, jamais on n'a signalé dans son histoire, des envahissements aussi énormes que ceux qui ont été observés pour les affections typhoïdes des solipèdes, des voyages, si l'on peut dire ainsi dire, à travers un continent entier.

L'homme atteint de la fièvre typhoïde court le risque de complications nombreuses et redoutables : entérorrhagie, péritonite par perforation. Ces complications sont absolument inconnues chez les chevaux atteints de l'affection typhoïde. Les chevaux, il est vrai, présentent une complication qu'on ne voit pas chez l'homme, c'est l'ophthalmie interne avec hypopion dans la chambre antérieure. Mais c'est à peine un accident, car elle n'a pas de suites fâcheuses. Enfin, la mort subite n'a jamais été observée chez le cheval.

Voilà les différences capitales, à nos yeux, entre la fièvre typhoïde de l'homme et les affections typhoïdes des solipèdes. Et ces différences l'emportent de beaucoup sur les analogies.

III. — COMPARAISON DES LÉSIONS.

Tous les organes peuvent fournir des lésions, tant chez l'homme que chez les solipèdes. Si l'on compare ces lésions, appareil par appareil, on est frappé par une ressemblance assez grande. Mais si l'on s'attache à la régulière manifestation et à la constance de la lésion, à son origine, à sa nature, on est obligé de convenir que la ressemblance est souvent plutôt apparente que réelle. Montrons donc ces ressemblances et la considération qu'on doit leur accorder.

Les plaques dures et les plaques molles si caractéristiques de la fièvre typhoïde de l'homme ont pour analogues les follicules clos, solitaires ou agminés, congestionnés, infiltrés, comme ulcérés, que l'on remarque chez le cheval atteint de l'affection typhoïde, sous la forme abdominale. Les autres régions de l'appareil digestif présentent des lésions qui semblent pareilles chez l'homme et le cheval ; la comparaison se poursuit par conséquent.

Les poumons ne tardent pas à être pris chez l'homme. Ils sont le siège d'une congestion passive qui engendre de l'œdème et un catarrhe bronchique plus ou moins accusé, qui cause aussi les pneumonies hypostatiques, la splénisation pulmonaire et les foyers de ramollissement. La pneumonie fibrineuse s'observe parfois. Enfin, les épanchements pleuraux et péricardiques ne sont pas rares. Chez le cheval atteint de la forme thoracique de la maladie, les lésions sont pareilles.

Les centres nerveux sont quelquefois hyperémiés et œdémateux chez l'homme; c'est le cas du cheval affecté, de la maladie sous la forme nerveuse. Il n'est pas rare, pour l'homme et pour le cheval, de ne trouver aucune lésion appréciable.

Les ganglions mésentériques, le foie, les reins, la rate, offrent, chez l'homme, des lésions de même ordre (Jaccoud), que celles des plaques de Peyer. Ces mêmes organes, chez le cheval, présentent des désordres analogues à ceux de l'intestin, dans les cas de fièvre typhoïde à forme abdominale.

Les muscles sont dégénérés (dégénérescence graisseuse ou cireuse); le cœur également. Le sang est appauvri en globules, il contient des microbes, etc. L'homme et le cheval se trouvent encore dans les mêmes conditions.

Le parallèle pourrait être suivi ainsi de point en point. L'accord est tel, que l'on est tenté de conclure à une ressemblance qui frise l'identité entre les deux maladies. Mais serrons la question de plus près et voyons si la ressemblance persiste.

La fièvre typhoïde de l'homme, quelle que soit sa forme et la façon dont elle évolue, présente toujours les plaques molles ou dures de Louis. Ce sont les lésions essentielles. Toutes les autres lésions ne sont qu'accessoires et contingentes. Elles existent toujours cependant quoiqu'à des degrés variables d'extension ou d'intensité.

Ce n'est pas ainsi que les choses se passent chez le cheval. Chez celui-ci, la maladie tend à se localiser comme nous l'avons déjà constaté. Or, c'est l'organe seul atteint qui présente des lésions appréciables. Ce fait, nous l'affirmons de la façon la plus formelle. Il y a peu de jours encore, à l'autopsie d'un sujet mort de la maladie sous la forme pulmonaire, nous n'avons pas trouvé la moindre lésion sur les plaques de Peyer, ni sur les glandes de l'intestin. Suivant la localisation seulement de l'affection, les organes du cheval offrent des lésions que l'on peut rapprocher de celles de l'homme, quelle que soit la forme affectée par la fièvre typhoïde chez ce dernier.

Les lésions pulmonaires sont évidemment semblables; cela est incontestable. Mais remarquons qu'elles ne sont pas pathognomoniques de la fièvre typhoïde; la pneumonie hypostatique se développe en somme pendant beaucoup d'autres maladies et il y a bien longtemps que par des moyens faciles à employer (des saignées répétées à de courts intervalles), Andral, Gavarret, Delafond, Gourdon, etc., ont pu la faire naître.

Les lésions musculaires sont identiques chez l'homme et chez le cheval; mais on les a constatées au cours de maladies qui n'ont rien de typhoïde. La comparaison des lésions nerveuses n'est pas non plus bien instructive.

L'état du sang ne peut être une source très utile de renseignements. Dans l'un et l'autre cas, on le trouve appauvri en globules rouges, riche en cristaux d'hématoïdine, pourvu de microbes. Mais que sait-on de ces microbes? A-t-on pu, grâce à eux, reproduire la maladie? Nous avons vu que toutes les tentatives ont échoué. On n'a pas pu inoculer ni la maladie de l'homme, ni celle du cheval. Et certes, il ne viendra à l'idée de personne de rapprocher d'aucune façon les microbes des deux sangs, puisque les propriétés typhogènes de ces microbes sont encore à trouver. Le sang du cheval contient la matière colorante de la bile et les pigments biliaires; ce que l'on n'a pas signalé dans le sang de l'homme.

Faut-il chercher de meilleures indications dans les lésions intestinales? Chez l'homme, elles sont absolument caractéristiques et constantes. Lorsqu'elles font défaut sur les plaques de Peyer, on peut les retrouver sur les follicules clos solitaires, sur les glandes du gros intestin, du duodénum, de la portion pylorique de la muqueuse gastrique et dans les petits foyers de ramollissement de la rate, du foie, des reins. Chez le cheval, on trouve aussi (dans la forme abdominale de la maladie) des lésions dans les ganglions mésentériques, dans le foie et dans les reins. La comparaison est donc possible, mais elle ne supporte pas un examen sérieux.

Chez l'homme, la plaque molle ou dure se nécrose; à sa place, les escarres étant éliminées, il reste une ulcération qui se répare d'une façon complète, s'il y a guérison. La plaque ulcérée, comme toute portion peu résistante, peut se déchirer, d'où les péritonites par perforation. Rien de pareil n'existe chez le cheval. Jamais on n'a vu de nécrose de plaque de Peyer, ni d'ulcération de celle-ci, ni de perforation. Seul, Loiset parle d'une perforation intestinale qu'il a constatée

chez un cheval mort de la fièvre typhoïde; mais il ne
précise pas le siège de la perforation; il parle de sou-
venir, et il ajoute que ses souvenirs remontent à
quarante ans. Les lésions des plaques de Peyer, chez
le cheval, se réduisent à une congestion et une'infiltration qui les rend turgescentes, mais n'aboutissent
jamais à une mortification; parfois, l'épithélium fait
défaut et l'ouverture agrandie des follicules simule un
ulcère, mais qui n'a rien de comparable avec l'ulcération typhique de l'homme.

Parfois, chez le cheval, on rencontre des ulcérations intestinales; mais il nous semble excessif qu'on
puisse les comparer aux ulcérations typhiques de
l'homme. Ces ulcérations, en effet, procèdent des pétéchies et des ecchymoses nombreuses dont l'intestin
est parsemé. Ces points où la circulation ne peut plus
se faire, finissent par se mortifier et, de la sorte, se
trouvent produites des plaies plus ou moins ulcéreuses.
Enfin, et ceci est positif, ces plaies n'ont pas de relations avec les plaques de Peyer. Quelques vétérinaires
militaires, entre autres M. Vallon, parlent « de gros
boutons, véritables furoncles, arrondis, rougeâtres,
entourés d'une auréole inflammatoire, disséminés dans
toute l'étendue du jéjunum et de l'iléon et occupant
toute la circonférence de l'intestin. » Plus nombreux
au voisinage du gros intestin, isolés ou réunis en nombre variable, ces furoncles étaient quelquefois en quantité énorme M. Vallon cite, pour trois cas, les chiffres
suivants : 230, 280 et 300. Les nombres que voilà et
cette autre indication que les furoncles occupaient

toute l'étendue de l'intestin, éloignent toute idée de lésion exclusive aux follicules clos agminés ou solitaires. Il n'est même pas question des rapports de ces « furoncles » avec les follicules précités. Et, du reste, quelle est leur nature? Il n'en est pas dit un mot. Sur leur simple apparence, peut-on les assimiler aux plaques molles ou dures de l'homme. Il nous paraît impossible d'accepter ce rapprochement. Ces boutons ou furoncles doivent être vraisemblablement pareils à celui dont parle M. le professeur Arloing et qu'il a trouvé (unique) dans l'intestin d'une jument morte de la forme abdominale de la maladie. M. Arloing a reconnu « les signes d'une vive inflammation et de plus une ulcération. Les glandes de Lieberkühn étaient détruites et un bourgeon charnu, parti du tissu conjonctif voisin de la *muscularis mucosæ* venait se montrer à la surface libre de l'intestin. L'ulcération ne correspondrait pas à un follicule clos. » Il est bon d'ajouter que ces lésions sont infiniment rares et, sur ce point, il y a unanimité parmi les vétérinaires auteurs et praticiens. M. Vallon distingue trois degrés dans les lésions des plaques de Peyer du cheval : hypertrophie, ramollissement, ulcération. Celle-ci aurait été par lui rencontrée dans un *quart* des chevaux morts de la maladie, après le septième jour. A cela, nous ne pouvons que répondre combien nous sommes étonné de la fréquence de cette lésion sur les chevaux de l'armée et de son absence sur tous les autres; on aurait pu la rencontrer une fois ou autre (et par conséquent la signaler) dans la pratique civile.

Nous n'admettons donc pas d'assimilation réelle entre la plaque molle ou dure de l'homme et les lésions intestinales qui, chez le cheval, semblent s'en rapprocher le plus.

CONCLUSIONS

De tout ce qui précède, nous concluons :

1° La fièvre typhoïde de l'homme et les affections typhoïdes des solipèdes ne sont pas une seule et même maladie.

2° Les analogies entre les deux affections sont plutôt apparentes que réelles. Tirées des causes, les analogies sont de médiocre importance, car les seules causes connues ne sont que prédisposantes et auxiliaires. La comparaison des symptômes et des lésions n'offre de l'analogie qu'autant qu'elle est faite appareil par appareil. Mais on ne tient nul compte alors de l'ensemble de la maladie.

3° Des différences notables existent dans la marche et la durée des deux maladies. Leur examen à ce double point de vue rend factices les analogies que l'on avait pu établir par un rapprochement des symptômes et des lésions fournies par chaque système ou appareil organique.

4° Les lésions des plaques de Peyer de l'homme ne peuvent se comparer à celles que l'on trouve chez le cheval. De plus, elles sont constantes chez l'homme ; elles ne le sont pas chez le cheval.

6

5° Les ulcérations typhiques et les perforations intestinales que l'on remarque chez l'homme, n'existent pas chez le cheval.

6° L'expression « fièvre typhoïde, » consacrée par l'usage pour désigner la maladie du cheval, ne peut avoir en vétérinaire la même signification qu'en médecine humaine. Appliqués à l'homme, les mots « fièvre typhoïde » expriment à la fois l'état de stupeur et d'abattement du malade et la lésion typhique des plaques de Peyer et des autres organes hématopoïétiques. Chez le cheval, les mêmes mots n'expriment purement et simplement que l'état symptomatique. A ce titre, nous regrettons que la dénomination préconisée par M. Lafosse n'ait pas prévalu. Le mot « typhose » indique simplement l'abattement et la stupeur du malade (τύφος, stupeur) sans préjuger, en aucune façon, la nature du mal.

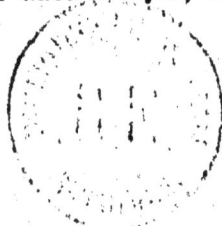

TABLE

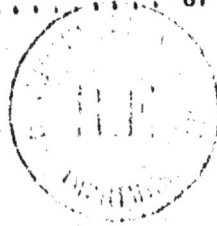

TOULOUSE, TYP. DURAND, FILLOUS & LAGARDE, RUE SAINT-ROME, 44.

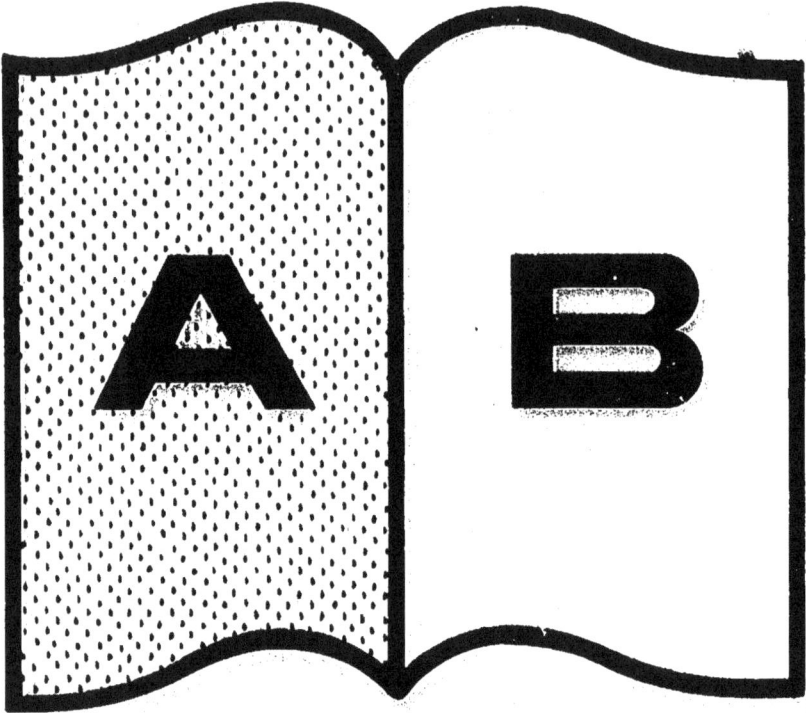

Contraste insuffisant

NF Z 43-120-14

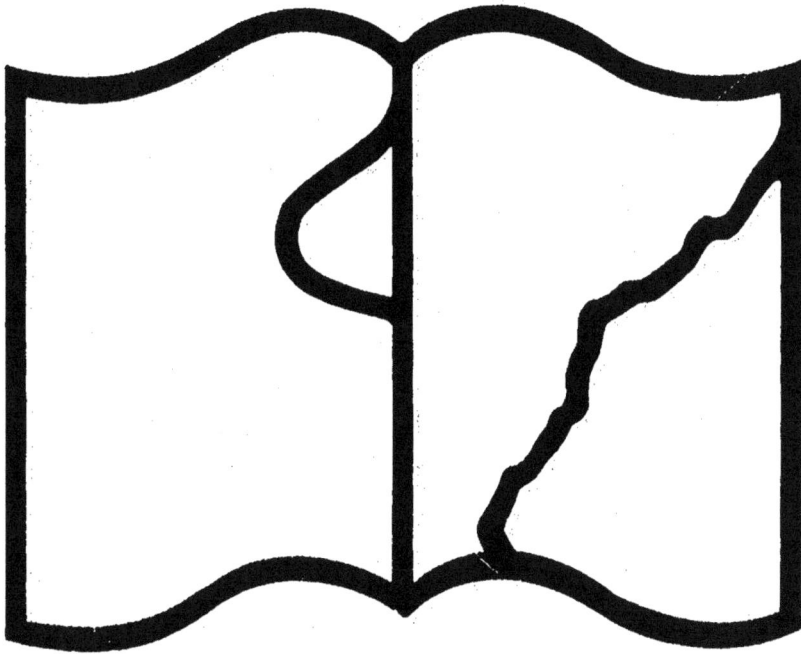

Texte détérioré — reliure défectueuse

NF Z 43·120·11

www.ingramcontent.com/pod-product-compliance
Lightning Source LLC
Chambersburg PA
CBHW050608210326
41521CB00008B/1162